国家卫生和计划生育委员会"十二五"规划教材
全国高等医药教材建设研究会"十二五"规划教材
全国高职高专院校教材

供临床医学专业用

皮肤性病学实训及学习指导

主　　编　魏志平　胡晓军

副 主 编　刘仲杰　王淑安　孔祥明

编　　者（以姓氏笔画为序）
　　　　　孔祥明（厦门医学高等专科学校）　　张　彤（南阳医学高等专科学校）
　　　　　王淑安（哈尔滨医科大学）　　　　　张金松（遵义医学院）
　　　　　王傲雪（大连医科大学）　　　　　　段昕所（承德医学院）
　　　　　刘仲杰（山西医科大学）　　　　　　胡晓军（永州职业技术学院）
　　　　　刘志梅（遵义医药高等专科学校）　　魏双平（邢台医学高等专科学校）
　　　　　张兴洪（徐州医学院）　　　　　　　魏志平（徐州医学院）

人民卫生出版社

图书在版编目（CIP）数据

皮肤性病学实训及学习指导/魏志平,胡晓军主编.—北京：
人民卫生出版社,2014
ISBN 978-7-117-19411-2

Ⅰ.①皮… Ⅱ.①魏… ②胡… Ⅲ.①皮肤病学-高等职业
教育-教学参考资料②性病学-高等职业教育-教学参考资料
Ⅳ.①R75

中国版本图书馆 CIP 数据核字（2014）第 175752 号

人卫社官网	www.pmph.com	出版物查询，在线购书
人卫医学网	www.ipmph.com	医学考试辅导，医学数据库服务，医学教育资源，大众健康资讯

皮肤性病学实训及学习指导

主　　编：魏志平　胡晓军
出版发行：人民卫生出版社（中继线 010-59780011）
地　　址：北京市朝阳区潘家园南里 19 号
邮　　编：100021
E - mail：pmph @ pmph.com
购书热线：010-59787592　010-59787584　010-65264830
印　　刷：北京中新伟业印刷有限公司
经　　销：新华书店
开　　本：787×1092　1/16　　印张：8
字　　数：200 千字
版　　次：2014 年 9 月第 1 版　2014 年 9 月第 1 版第 1 次印刷
标准书号：ISBN 978-7-117-19411-2/R·19412
定　　价：18.00 元

打击盗版举报电话：010-59787491　E-mail：WQ @ pmph.com
（凡属印装质量问题请与本社市场营销中心联系退换）

为了更好地使学生掌握皮肤性病的基本知识、基本理论和基本技能；在理论知识必须、够用的基础上，更好地训练皮肤性病诊治的基本技能；更早、更多地接近临床，缩小理论与实践之间的距离，从而为农村、社区等基层医院培养高素质的技能型临床医学人才。通过对高职高专临床医学专业第 7 版《皮肤性病学》教材的认真分析、归纳及整理，并从中找出学习和实践过程中的实训项目，编写了配套教材《皮肤性病学实训及学习指导》。配套教材对第 7 版《皮肤性病学》教材的内容及实训项目进行了提纲挈领的阐述，以使学生抓住学习要点，提高对皮肤性病知识的理解、掌握与应用能力。

配套教材中的"学习指导"，包括"内容要点"和"练习题与参考答案"，简述第 7 版《皮肤性病学》教材的要点、重点，并通过练习题训练，引导学生更好地掌握教材的内容。"内容要点"不是教材的简单重复，"练习题"参考了执业助理医师考试要求，进一步增加了配套教材的启发性和实用性。"实训"是指课程教学中基本的、常用的、操作性强的技能实际训练，既不是实验，也不是见习、实习。实训项目在教材中没有展开编写，在配套教材中进行了较为详细的叙述。"实训指导"包括实训目的、实训物品、实训步骤、原理及临床意义等内容。

配套教材贯彻进一步强化基本知识、基本理论、基本技能的指导原则，突出思想性、科学性、先进性、启发性、适用性，将传授知识、开发智力、提升技术能力融为一体，注重基本技能的训练和高素质技能型人才的培养，使学生在获得皮肤性病学基本理论知识的同时，提高临床思考问题和解决问题的能力。

配套教材由《皮肤性病学》教材各章的编者编写，编者来自全国各地并长期从事皮肤性病的教学、临床和科研工作，有地区和学术代表性。

《皮肤性病学实训及学习指导》是第 7 版《皮肤性病学》的配套教材，主要供高职高专三年制临床医学专业使用，也可供口腔医学、医学技术类等专业使用以及从事临床工作的医务工作者参考。

由于编者水平有限，书中难免有不足之处，敬请读者批评、指正。

魏志平　胡晓军
2014 年 3 月

目　录

第一篇 总 论

第一章

皮肤的结构与生理功能

【内容要点】

第一节　皮肤的结构

皮肤位于体表,由表皮、真皮和皮下组织组成,其间有丰富的血管、淋巴管、神经、肌肉和皮肤附属器。成人皮肤面积约 $1.5 \sim 2.0m^2$,新生儿约 $0.21m^2$ 。其厚度不包括皮下组织,约 $0.5 \sim 4.0mm$ 。重量占体重的16%。皮肤的表面有皮嵴和皮沟,皮沟将皮面划分为皮野,皮沟、皮嵴排列构成特殊形状的图形,称为皮纹,指、趾末端屈侧的皮嵴呈涡纹状排列,称为指、趾纹。皮肤颜色的深浅因人种、年龄、性别及部位不同而异。

由于真皮结缔组织纤维束排列方向的不同导致皮肤具有一定方向的张力线,称为皮肤切线或 Langer 线,皮肤切线对设计手术切口方向具有重要意义。顺皮肤最小张力线方向切开皮肤,则皮肤切开的宽度、张力较小,愈后瘢痕细小。

一、表皮

表皮属于复层鳞状上皮。由角质形成细胞和非角质形成细胞组成。

1. 角质形成细胞　占表皮细胞的80%以上,来源于表皮最底层的干细胞群,具有产生角蛋白的特殊功能,角蛋白是维持表皮正常功能的关键因素。根据角质形成细胞增殖分化的特点,可将表皮由里向外分为基底层、棘层、颗粒层、透明层和角质层。生理情况下,基底细胞分裂周期约 $13 \sim 19$ 天;表皮更替时间约28天;表皮更新时间约 $41 \sim 47$ 天。

（1）基底层:由一层圆柱状细胞组成,呈栅栏状排列。基底细胞表达角蛋白 K5/K14。

基底层与真皮的交界面呈波浪状,表皮脚和真皮乳头相互镶嵌,其间交界处有表皮下基底膜带。相邻的基底细胞、基底细胞与棘细胞及棘细胞间以桥粒相连。基底细胞与真皮以半桥粒和基底膜带相连。

（2）棘层:位于基底层上方,由 $4 \sim 8$ 层多角形、有棘突的细胞构成。上部棘细胞渐趋扁平,胞质内可见角质小体或 Odland 小体,棘细胞表达角蛋白 K1/K10。

(3)颗粒层:位于棘层上方,由 2~4 层梭形细胞组成。胞质中含有较多透明角质颗粒。

(4)透明层:仅见于掌跖,位于颗粒层上方,由 2~3 层扁平无核、境界不清、嗜酸性、紧密相连的细胞组成。

(5)角质层:位于表皮的最外层,是由 5~10 层扁平、无核细胞组成的防水屏障。

基底细胞在向角质层移动过程中逐渐成熟,角质层细胞的细胞核溶解、细胞器消失,胞质中充满具有保护作用的角蛋白。这种导致细胞死亡的程序化成熟过程称为终末分化。

2. 黑素细胞 位于基底层,约占基底细胞的 10%,功能是产生黑素。每个黑素细胞借助树枝状突起与大约 10~36 个角质形成细胞相接触,形成 1 个表皮黑素单元。

3. 朗格汉斯细胞 来源于骨髓,约占表皮细胞数量的 4% 左右,氯化金及 ATP 酶染色阳性。细胞内有特征性的 Langerhans 颗粒。细胞表面标志包括 IgG、IgE 和 C3b 等的受体以及 CD1a、CD4、CD45、S-100 等抗原。朗格汉斯细胞有识别、处理、递呈抗原的功能,能介导 T 细胞依赖的免疫反应,在变应性接触性皮炎和异体器官移植后的排异反应中起重要作用。

4. 麦克尔细胞 散在分布于基底细胞之间,具有短指状突起,在触觉敏锐部位(如指尖、鼻尖)密度较大,胞质中含多数神经内分泌颗粒。基底部与脱去髓鞘呈扁盘状的神经轴索末端接近,并形成细胞轴索复合体,可能具有非神经末梢介导的感觉作用。

二、真皮

真皮来源于中胚层,可分为上部较薄的乳头层和下部较厚的网状层,是整个皮肤的支架结构,由胶原纤维、网状纤维、弹力纤维、基质和细胞构成。

胶原纤维是真皮结缔组织的主要成分,韧性大,抗拉力强,但缺乏弹性。网状纤维较细小,是一种未成熟的胶原纤维,主要分布于乳头层、皮肤附属器、血管和神经周围等处。弹力纤维相互交织成网、缠绕在胶原纤维束之间,使皮肤具有一定弹性。基质是一种无定形的均质状物质,充填于纤维和细胞之间,主要成分为蛋白多糖。真皮中的细胞主要有成纤维细胞、肥大细胞、巨噬细胞、淋巴细胞及噬黑素细胞等。

三、皮下组织

皮下组织由脂肪小叶和小叶间隔组成。脂肪小叶由脂肪细胞组成,小叶间隔则由疏松结缔组织组成。

四、皮肤附属器

皮肤附属器包括毛发与毛囊、皮脂腺、小汗腺、顶泌汗腺及指(趾)甲。

1. 毛发与毛囊 毛发由角化的表皮细胞构成。毛发露出皮面以上的部分称毛干,在毛囊内的部分称毛根,毛根下端略膨大为毛球。毛球下端向内凹入部分称毛乳头,毛球下部靠近毛乳头处称毛母质,是毛发及毛囊的生长区,并有黑素细胞。毛囊由表皮下陷而成,自毛囊口至皮脂腺开口部称漏斗部,皮脂腺开口至立毛肌附着处为峡部。毛发的生长周期可分为生长期、退行期及休止期,身体各部位的毛发并非同时生长或脱落,其中 80% 处于生长期。正常人每天可脱发 70~100 根,同时又有等量的新发生长。每根头发每日生长 0.27~0.4mm,3~4 年可长至 50~60cm。

2. 皮脂腺 位于真皮上部,由腺体和导管构成。腺体呈泡状,无腺腔;导管开口于毛囊上部。皮脂腺分泌皮脂润滑皮肤和毛发。皮脂腺主要受雄激素控制。

3. 小汗腺 小汗腺属单曲管状腺,由分泌部和导管组成。分泌部位于真皮深层或皮下组织,导管直接开口于皮肤表面,有分泌汗液和调节体温的作用。小汗腺受交感神经支配,神经介质为乙酰胆碱。

4. 顶泌汗腺 又称大汗腺,属大管状腺体。分泌部位于皮下脂肪层,导管多开口于毛囊皮脂腺开口的上方,主要分布于腋窝、乳晕、脐窝、肛门及外阴等处。分泌方式为顶浆分泌,新鲜的分泌物为无臭乳状液,排出后被细菌分解,可产生臭味。顶泌汗腺的分泌主要受性激素影响,青春期分泌旺盛。

5. 甲 由多层紧密的角化细胞构成,由甲板、甲根、甲廓、甲床构成,甲根之下的上皮细胞称为甲母,是甲的生长区。甲的近端有甲半月。指甲生长速度约为每日 0.1mm,趾甲生长速度为指甲的 1/3 ~ 1/2。

五、皮肤的血管、淋巴管、肌肉和神经

1. 皮肤的血管 主要有皮下血管丛、真皮下血管丛(深层血管丛)、乳头下血管丛(浅层血管丛)。乳头下血管丛向真皮乳头发出毛细血管袢,为表皮提供营养。浅、深层血管丛之间有纵行的垂直交通支。在指趾、耳廓、鼻尖和唇等处真皮内有较多的动、静脉吻合,称为血管球。

2. 皮肤的淋巴管 毛细淋巴管的盲端起源于真皮乳头的结缔组织间隙,在乳头下层及真皮深部分别汇聚成浅、深层淋巴管网,经皮下组织引流入淋巴结。

3. 皮肤的肌肉 皮肤的肌肉除面部表情肌和颈阔肌为横纹肌外,主要为平滑肌,包括立毛肌、阴囊的肌膜、乳晕和血管壁的平滑肌。

4. 皮肤的神经 有感觉神经及运动神经。感觉神经末梢可分为游离神经末梢和神经小体两类:游离神经末梢末端变细,呈树枝状分布于表皮下和毛囊周围,与痛温觉、触压觉有关。神经小体又分两类:①非囊状小体:如表皮下感受触觉的麦克尔细胞突触结构;②囊状小体:包括 Vater pacini 小体、Meissner 小体、Ruffini 小体及 Krause 小体,分别感受压觉、触觉、热觉和冷觉。皮肤的运动神经来自交感神经的节后纤维,交感神经的肾上腺素能纤维支配立毛肌、血管、血管球和大、小汗腺的肌上皮细胞;胆碱能纤维支配小汗腺的分泌细胞。面神经支配面部表情肌。

第二节 皮肤的生理功能

一、屏障保护作用

角质层位于机体最外层,柔韧致密,含水量少,相对干燥;真皮中的胶原纤维、弹力纤维赋予皮肤以良好的韧性和弹性;皮下脂肪具有软垫样缓冲作用;它们共同构成一个完整的机械性屏障结构,使皮肤对外界各种机械性、物理性、化学性及生物性刺激具有一定的防护作用。皮肤对紫外线有吸收、反射、折射和散射作用,可减轻紫外线对机体的辐射损伤。

二、感觉作用

皮肤中有丰富的神经纤维末梢网和各种感觉神经末梢,接受外界不同的刺激,产生冷、热、触、压、痛、痒等感觉。皮肤中不同类型的感觉神经末梢接受的刺激经大脑皮层中央后回综合分析后可产生干燥与潮湿、粗糙与平滑、坚硬与柔软等复合感觉。机体凭借这些感觉对外界刺激作出保护性反应。瘙痒是一种引起搔抓欲望的不愉快感觉。

三、调节体温作用

在大脑体温调节中枢的控制、协调下,皮肤通过汗液蒸发、血管舒缩、流经皮肤血流量的多少在调节体温上起着重要作用。当外界温度降低时,皮肤的血管收缩,汗液分泌减少,这样散热减少,防止了体内热量的散失。反之,血管扩张,汗液分泌增多,散热加速,以此维持人体体温的恒定。

四、分泌和排泄的作用

小汗腺分泌汗液,汗液在皮肤表面以汗滴形式蒸发,蒸发1g汗液可带走2.43J的热量,通过排汗可散热降温,维持正常的体温。皮脂腺分泌和排泄的产物称皮脂,皮脂具有润肤润发、防止皮肤干裂的作用。汗液排出后与皮脂混合,形成弱酸性乳状脂膜,能润泽皮肤和抑制某些细菌的生长。青春期顶泌汗腺分泌旺盛。

五、吸收作用

经皮吸收是外用药治疗皮肤病的理论基础。角质层、毛囊、皮脂腺、汗腺是经皮吸收的主要途径。皮肤的吸收作用与角质层的厚薄、完整性、通透性、角质层的水合程度、被吸收物质的理化性质、药物剂型及外界环境温度、湿度、皮肤的自身状况等因素相关。

六、代谢作用

皮肤葡萄糖含量为3.33~4.50mmol/L,相当于血糖的2/3,皮肤中糖的主要功能是提供能量。此外,皮肤中的糖还可作为黏多糖、糖原、脂质、核酸、蛋白质的生物合成底物。皮肤脂类包括脂肪和类脂质(磷脂、糖脂、胆固醇和固醇脂等)。脂肪的主要功能是氧化供能;类脂质是构成生物膜的主要成分。皮肤中的7-脱氢胆固醇经紫外线照射后合成维生素 D_3 ,可防治佝偻病。皮肤中的蛋白质可分为纤维性蛋白质和非纤维性蛋白质两大类。皮肤含水量较高,是身体储藏水分的重要器官。当机体脱水时,皮肤可提供其自身水分的5%~7%以补充血容量。皮肤中含有钠、氯、钾、钙、镁、磷、铜和锌等多种电解质,对维持酸碱平衡、细胞内外渗透压及某些酶的活性起着重要作用。

七、免疫作用

皮肤免疫系统是由正常人皮肤中与免疫应答相关的细胞成分、体液因子构成的复合体,由角质形成细胞、朗格汉斯细胞、皮肤T细胞、真皮微血管单位以及各种相互作用的细胞因子、生长因子和趋化因子组成。真皮内还有组织细胞、肥大细胞等,对来自机体内外的刺激做出积极的免疫反应。

【练习题与参考答案】

一、练习题

（一）名词解释

1. 表皮下基底膜带

2. 角质形成细胞

3. 朗格汉斯细胞

4. 黑素细胞

5. 皮肤切线

（二）选择题

1. 成人皮肤面积约

    A. $0.21m^2$

    B. $1.5m^2$

    C. $1.5\sim2.0m^2$

    D. $2.5m^2$

    E. $3.0m^2$

2. 表皮更新时间是

    A. 7 天

    B. 13～19 天

    C. 41～47 天

    D. 28 天

    E. 14 天

3. 在棘层上部细胞胞浆中可见

    A. odland 小体

    B. 透明颗粒

    C. 神经内分泌颗粒

    D. 朗格汉斯颗粒

    E. 透明角质颗粒

4. 基底细胞表达的角蛋白是

    A. K1/K10

    B. K5/K14

    C. K6/K16

    D. K3/K13

    E. K7/K17

5. 表皮角质形成细胞间的连接结构有

    A. 半桥粒

    B. 桥粒

    C. 基底膜带

    D. 麦克尔细胞轴索复合体

    E. 角质小体

6. 关于皮肤切线下列哪项正确

    A. 真皮胶原纤维、弹力纤维牵拉形成

    B. 立毛肌收缩所致

    C. 皮肤纹理都与皮肤切线平行

    D. longer 线

    E. 与皮肤外科手术切口方向的设计无关

7. 皮脂膜的功能是

    A. 润泽皮肤,防止皮肤干裂

    B. 保持皮肤干燥

    C. 调节体温

    D. 防止皮肤表面产生污垢

    E. 阻止病原微生物黏附

8. 具有体温调节功能的皮肤附属器是

    A. 顶泌汗腺

    B. 小汗腺

    C. 皮脂腺

    D. 甲

    E. 毛发与毛囊

9. 皮肤的机械性屏障结构不依赖于

    A. 角质层

    B. 胶原纤维

    C. 弹力纤维

    D. 皮下组织

    E. 麦克尔细胞

10. 关于顶泌汗腺下列哪项错误

    A. 属大管状腺体

    B. 由分泌部和导管组成

    C. 分泌部位于皮下脂肪层

    D. 导管开口于毛囊皮脂腺开口的上方

    E. 分布于除腋窝、乳晕、脐窝、肛门以外的全身皮肤

（三）问答题

1. 简述基底层的结构。

2. 简述皮肤的吸收作用。

3. 皮肤是怎样参与机体体温调节的？

4. 简述皮肤的分泌和排泄作用。

二、练习题参考答案

（一）名词解释

1. 基底层与真皮的交界面呈波浪状，表皮向真皮伸入的部分称表皮脚，真皮突向表皮底部的乳头状隆起称真皮乳头，两者相互镶嵌，用 PAS 染色可见表皮与真皮交界处有一 $0.5\sim1.0\mu m$ 厚的紫红色均质带，称基底膜带。它对表皮与真皮的连接和支持、表皮的代谢和物质交换及免疫功能等有重要作用。基底膜带具有渗透屏障作用。

2. 角质形成细胞是一种终末分化细胞，占表皮细胞成分的 80% 以上，来源于表皮最底层的干细胞群，具有产生角蛋白的特殊功能。角蛋白是一种复合丝状蛋白，不仅形成表皮外套（角质层），而且是毛发和甲的结构蛋白，具有多种类型。不同类型角蛋白的存在可作为角质形成细胞群体分型与分化程度的识别标记。角蛋白是维持表皮正常功能的关键因素。

3. 是一种来源于骨髓的免疫活性细胞，主要分布于表皮中上部，约占表皮细胞数量的 4%。细胞内有特征性的朗格汉斯颗粒。细胞表面有 IgG、IgE 和 C_3b 等的受体以及 CD1a、CD4、CD45、S-100 等抗原。朗格汉斯细胞有识别、处理、递呈抗原的功能，能介导 T 细胞依赖的免疫反应，在变应性接触性皮炎和异体器官移植后的排异反应中发挥重要作用。此外，朗格汉斯细胞在 T 细胞的胸腺外成熟和表皮内的分化过程中发挥作用。

4. 来源于外胚叶的神经嵴，分散于基底细胞之间，约占基底细胞的 10%，功能是产生黑素。每个黑素细胞的树枝状突起大约与 10~36 个角质形成细胞相接触，形成 1 个表皮黑素单元。黑素细胞借助树枝状突起向邻近的基底细胞和棘细胞输送黑素颗粒。黑素颗粒进入角质形成细胞后呈伞样聚集于细胞核顶部上方，起到遮挡和反射光线的作用，保护细胞核免受辐射损伤。

5. 由于真皮结缔组织纤维束排列方向的不同导致皮肤具有一定方向的张力线，称为皮肤切线或 Langer 线，皮肤切线对设计手术切口方向具有重要意义。

（二）选择题

1. C　2. C　3. A　4. B　5. B　6. A　7. A　8. B　9. E　10. E

（三）问答题

1. 基底层位于表皮最深层，由一层圆柱状细胞组成，呈栅栏状排列。其长轴与表皮下基底膜带垂直。胞质嗜碱性，胞核浓染呈椭圆形，位置偏下方。基底细胞真皮侧胞膜参与半桥粒和基底膜带的形成，相邻的基底细胞、基底细胞与棘细胞间以桥粒相连。基底细胞与真皮以半桥粒相连。基底细胞具有分裂功能，不断向上移行形成表皮其他各层。

2. 经皮吸收是外用药治疗皮肤病的理论基础。角质层、毛囊、皮脂腺、汗腺是经皮吸收的主要途径。皮肤的吸收作用与角质层的厚薄、完整性、通透性、角质层的水合程度、被吸收物质的理化性质、药物剂型及外界环境温度、湿度、皮肤的自身状况等因素相关。

3. 在大脑体温调节中枢的控制、协调下,皮肤通过汗液蒸发、血管舒缩、流经皮肤血流量的多少参与调节体温。当外界环境温度降低时,皮肤的血管收缩,汗液分泌减少,这样散热减少,防止了体内热量的散失。反之,当外界环境温度升高时,皮肤的血管扩张,汗液分泌增多,散热加速,以此维持人体体温的恒定。

4. 小汗腺分泌汗液,汗液在皮肤表面以汗滴形式蒸发,蒸发1g汗液可带走2.43kJ的热量,通过排汗可散热降温,维持正常的体温。皮脂腺分泌和排泄的产物称皮脂,皮脂具有润肤润发、防止皮肤干裂的作用。汗液排出后与皮脂混合,形成弱酸性乳状脂膜,能润泽皮肤和抑制某些细菌的生长。青春期顶泌汗腺分泌旺盛。

（魏志平）

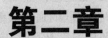

第二章

皮肤病的症状与诊断

【内容要点】

第一节　皮肤性病的症状

一、症状

皮肤性病的症状有局部症状和全身症状两种。

局部症状有瘙痒、疼痛、烧灼、麻木及蚁行感等。瘙痒是皮肤性病最常见的症状,可以是皮肤病的表现,也可是系统性疾病的表现。皮肤科医生应寻找引起瘙痒的任何潜在病因。疼痛常见于带状疱疹、疖、丹毒及结节性红斑等。麻木感是由于感觉神经末梢受损,功能减退或丧失所致。全身症状有畏寒、发热、头痛、乏力、食欲不振、关节痛及浅表淋巴结肿大等。

二、体征

体征即皮肤损害,简称皮损,亦称皮疹,是指通过视诊或触诊能够检查出来的皮肤及黏膜损害,分原发损害和继发损害两大类。原发损害是皮肤性病特有的病理变化产生的第一个损害;继发损害是由原发损害演变而来,由于搔抓、感染、治疗处理及在损害修复过程中进一步产生的损害。

（一）原发损害

1. 斑疹　局限性皮肤颜色的改变,既不高起,也不凹下。直径大于 1cm 者称斑片。斑疹可分红斑、出血斑、色素沉着斑与色素减退(脱失)斑四种。

2. 丘疹　局限性、实质性、隆起性损害,直径小于 1cm。介于斑疹和丘疹之间,扁平而稍隆起的皮损称斑丘疹;丘疹顶端伴有水疱者称丘疱疹;伴有脓疱者称丘脓疱疹。

3. 斑块　为较大的或多数丘疹融合而成的直径大于 1cm 的扁平、隆起浸润性损害。

4. 水疱　为高出皮面、内含液体的局限性、腔隙性损害。直径小于 0.5cm 者称小疱,大于 0.5cm 者称大疱。

5. 脓疱　含有疱液的疱。可原发,亦可继发于水疱。大多由化脓性细菌感染所致,少数由非感染因素如中性粒细胞在角质层聚集引起。

6. 结节　为深达真皮或皮下组织的局限性、实质性损害。高出皮面者既可看到又可摸到,不高出皮面者则需触诊方可查出。结节可自行吸收,亦可破溃而形成溃疡。结节直径大于 2~3cm 者称肿块。

7. 囊肿　为内含液体、黏稠物和细胞成分的局限性囊性损害。触之有囊性感,一般位于真皮或皮下组织。

8. 风团　为真皮浅层水肿引起的暂时性、局限性、隆起性损害,周围有红晕。常于数小时或 10 余小时内消退,消退后不留痕迹。剧痒。

（二）继发损害

1. 鳞屑　为即将脱落或累积增厚的表皮角质层细胞。生理情况下,角质层细胞随代谢而脱落,鳞屑小而少,不易被察觉;在病理情况下,由于角化不全或角化过度,鳞屑明显增多。

2. 浸渍　为皮肤长时间浸水或处于潮湿状态,角质层吸收了过多水分而使表皮松软变白、起皱。浸渍处表皮容易脱落或继发感染。

3. 抓痕　为搔抓或摩擦所致的表皮或真皮浅层的缺损。

4. 糜烂　为表皮或黏膜上皮的缺损,露出红色湿润面。常由水疱、脓疱破溃,浸渍处表皮脱落或丘疱疹表面的破损等损伤所致,因损害较浅,愈后不留瘢痕。

5. 溃疡　为深达真皮或皮下组织的局限性皮肤、黏膜缺损。愈后可形成瘢痕。

6. 裂隙　皮肤的线条状裂口,深度常可达真皮。

7. 痂　由皮损表面的浆液、脓液、血液、药物以及脱落组织等混合而凝成的附着物。根据内含成分不同可分为浆痂、脓痂及血痂。

8. 苔藓样变　皮肤局限性浸润肥厚,皮沟加深,皮嵴隆起,呈多个多角形的丘疹,群集或融合成片,表面粗糙,似皮革样,边缘清楚,常伴剧痒。

9. 萎缩　皮肤的退行性改变引起皮肤变薄、凹陷,可分为表皮萎缩、真皮萎缩及皮下组织萎缩。

10. 瘢痕　溃疡被新生结缔组织和新生表皮覆盖形成瘢痕。其轮廓与先前损害相一致。表面光滑,无皮纹,亦无毛发,缺乏弹性。增生明显而隆起者称增生性瘢痕;局部凹陷,皮肤变薄,柔软而发亮者称萎缩性瘢痕。

第二节　皮肤性病的诊断

皮肤性病发生于体表,大多看得见,摸得着,故皮肤性病科非常重视皮损形态的观察和描述。皮肤性病的诊断需要对病史、体格检查和辅助检查的结果进行综合分析。

一、病史

1. 一般项目　包括患者的姓名、性别、年龄、籍贯、种族、职业及婚姻等。

2. 主诉　患者就诊的主要症状、发病部位和持续时间。

3. 现病史　疾病发生、发展的经过,尤其要注意皮损的起始部位和特点。患者的自觉症状。可能的病因或诱因。来医院前的诊治经过、疗效及不良反应等。由于治疗皮肤病的非处方药物较多,应详细询问患者就诊前的用药情况。

4. 既往史　过去有无类似疾病,有无食物、药物、接触物及对动、植物过敏史。

5. 个人史　生活习惯、个人嗜好、职业、工作环境。女性患者应询问月经、生育史,对性病患者要询问其性接触史,性伴情况。

6. 家族史　家族中有无类似疾病患者,与遗传、传染有无关联等。

二、体格检查

1. 全身检查 不少皮肤性病常伴有内脏或全身性疾患,应注意有无全身症状。全身检查与内科相同。

2. 皮肤黏膜检查 应在充足的自然光线下检查,诊室温度应适宜,检查部位应充分暴露,检查应包括皮肤、黏膜和皮肤附属器。

(1)视诊:视诊时应注意皮疹的以下内容:①部位与分布;②排列;③性质:是原发损害还是继发损害,是单一皮损还是多种皮损;④对皮损大小及数目、颜色、形状、表面与基底及边缘与界限等可根据实际情况如实描述。

(2)触诊:了解皮损的大小、形态、深浅、硬度及弹性等,有无浸润增厚、萎缩变薄等,有无触痛、感觉过敏或减弱等,局部皮肤温度有无升高或降低,浅表淋巴结有无肿大、触痛或粘连。对某些发生棘层松解病理变化的皮肤病(如天疱疮)患者应进行棘层细胞松解征检查。

3. 其他临床检查:玻片压诊试验、皮肤划痕试验、斑贴试验。

第三节 辅助检查

一、真菌检查

1. 标本的采集 浅部真菌病常采取鳞屑、菌痂、毛发和甲屑等。深部真菌病,根据病情采取脓液、痰、尿、粪、口腔、阴道分泌物以及各种穿刺液和病变组织等。

2. 直接镜检 将标本置于载玻片上,滴加 1~2 滴 10%~20% 氢氧化钾溶液,盖上盖玻片,放置数分钟或在火焰上微微加热,轻压盖玻片使标本透明,驱除空气泡,吸去周围溢液,镜检。

3. 真菌培养 主要用于确定菌种。在无菌条件下将标本接种于沙堡氏培养基斜面上。每一斜面接种 2~3 处,每份标本接种 2~3 管。浅部真菌,在 25℃室温下培养,一般 1 周左右即开始生长,观察 2~3 周;深部真菌,在 37℃下培养,观察 3~4 周。

二、疥螨检查

首先于皮损处寻找隧道,在隧道末端虫点底部 1mm 处用注射针头垂直于隧道长轴进针,直至虫点底部后放平针杆,稍加转动,疥虫即落入针口孔槽内,缓慢挑破皮肤;或用消毒外科刀片沾少许矿物油刮取丘疹顶部的角质部分,移附着物于玻片并滴生理盐水后镜检。

三、醋酸白试验

人乳头瘤病毒感染的上皮细胞与正常细胞产生的角蛋白不同,能被醋酸致白。外涂 5% 醋酸 5 分钟后观察,皮损变为白色,周围正常组织不变色为阳性。

四、梅毒螺旋体检查

1. 梅毒螺旋体暗视野显微镜检查 清洁皮损后用消毒钝刀轻刮皮损表面并轻施压力至出现渗液而无出血为度。用盖玻片蘸取少量渗出液,覆盖于预先滴有生理盐水的载玻片上,置于暗视野显微镜下检查。

2. **梅毒的血清学检查** 包括非梅毒螺旋体抗原血清试验和梅毒螺旋体抗原血清试验。目前常用的非梅毒螺旋体抗原血清试验有快速血清反应素环状卡片试验(RPR)、甲苯胺红不需加热血清试验(TRUST);常用的梅毒螺旋体抗原血清试验有梅毒螺旋体颗粒凝集试验(TPPA)和梅毒螺旋体血球凝集试验(TPHA)等。

非梅毒螺旋体抗原血清试验敏感性高而特异性低,可作为筛查试验。定量检查是观察疗效、判断复发及再感染的有效方法。梅毒螺旋体抗原血清试验是确诊试验。

五、淋病奈瑟菌检查

1. **直接涂片检查** 取脓性分泌物涂片,革兰染色可见革兰阴性细胞内双球菌。女性患者需取宫颈分泌物检查。

2. **淋病奈瑟菌培养** 将标本接种于 T-M 或 NYG 培养基培养,24～48 小时挑取菌落作革兰染色、氧化酶试验及糖发酵试验等鉴定,并做药敏试验测最小抑菌浓度以及 β-内酰胺酶检测。

【练习题与参考答案】

一、练习题

(一)名词解释

1. 瘙痒
2. 鳞屑
3. 苔藓样变

4. 糜烂
5. 皮疹

(二)选择题

1. 充血斑与瘀斑的区别是
   A. 充血斑小,瘀斑大
   B. 充血斑深,瘀斑浅
   C. 指压后充血斑消退而瘀斑不消退
   D. 指压后瘀斑消退而充血斑不消退
   E. 指压时间大于 15 秒瘀斑消退

2. 以下哪些不是原发性损害
   A. 红斑
   B. 溃疡
   C. 丘疹
   D. 结节
   E. 风团

3. 以下哪些不是继发性损害
   A. 斑块
   B. 糜烂
   C. 鳞屑
   D. 瘢痕
   E. 萎缩

4. 萎缩不会发生下列哪项改变
   A. 可发生于表皮
   B. 可发生于真皮
   C. 可发生于皮下组织
   D. 表皮萎缩呈半透明羊皮纸样
   E. 皮下组织萎缩时损害明显高出皮面

5. 皲裂常见的好发部位是
   A. 掌跖
   B. 指(趾)关节
   C. 口角
   D. 肛周
   E. 以上都是

6. 男性淋病奈瑟菌检查的取材部位是尿道口上

A. 0.5cm   B. 1.0cm   C. 1.5cm

D. 2.0cm 以下   E. 2.0cm 以上

7. 浅部真菌培养的最佳温度是

    A. 10℃   B. 15℃   C. 20℃

    D. 25℃   E. 37℃

8. 进行醋酸白试验时外涂醋酸多长时间观察

    A. 15 分钟   B. 10 ~ 15 分钟   C. 8 ~ 10 分钟

    D. 5 分钟   E. 涂后立即观察

9. 下列哪项检查用于梅毒疗效观察、判断复发及再感染

    A. TPPA   B. FTA- ABS   C. TPHA

    D. RPR(滴度)   E. 梅毒螺旋体暗视野显微镜检查

10. 下列哪项不是棘层细胞松解征阳性的表现

    A. 用手指推压水疱一侧,可使疱壁沿推压方向移动

    B. 手指轻压疱顶,水疱向四周扩展

    C. 用力挤压水疱,水疱破裂

    D. 稍用力在外观正常皮肤上推擦,表皮即剥离

    E. 牵拉破损水疱壁时,可使水疱周围外观正常皮肤一起剥离

（三）问答题

1. 如何正确看待原发损害和继发损害?

2. 简述斑疹和丘疹的鉴别。

3. 简述结节和囊肿的鉴别。

4. 简述斑块和风团的鉴别。

5. 简述皮肤性病视诊应注意的主要内容。

二、练习题参考答案

（一）名词解释

1. 是一种引起搔抓欲望的不愉快感觉。是皮肤性病最常见的症状,可以是皮肤病的表现,也可是系统性疾病的表现。皮肤科医生应寻找引起瘙痒的任何潜在病因。

2. 为即将脱落或累积增厚的表皮角质层细胞,其大小、厚薄及形态不一。生理情况下,角质层细胞随代谢而脱落,不易被察觉;在病理情况下,由于角化不全(如银屑病)或角化过度(如寻常型鱼鳞病),鳞屑明显增多。

3. 为皮肤局限性浸润肥厚,皮沟加深,皮嵴隆起,呈多个多角形的丘疹,群集或融合成片,表面粗糙,似皮革样,边缘清楚,常伴剧痒。常因经常搔抓或摩擦使角质层及棘细胞层增厚,真皮产生慢性炎症等所致。

4. 为表皮或黏膜上皮的缺损,露出红色湿润面。常由水疱或脓疱破溃,浸渍处表皮脱落或丘疱疹表皮的破损等损伤所致。愈后不留瘢痕。

5. 亦称皮肤损害或皮损,是指通过视诊或触诊能够检查出来的皮肤、黏膜损害,分原发损害和继发损害两大类。原发损害是皮肤性病特有的病理变化产生的第一个损害;继发损害是由原发损害演变而来,由于搔抓、感染、治疗处理及在损害修复过程中进一步产生的损害。

（二）选择题

1. C 2. B 3. A 4. E 5. E 6. E 7. D 8. D 9. D 10. C

（三）问答题

1. 原发损害和继发损害不是孤立的、静止不变的，一种损害可演变为另一种损害，两者并非都能决然分开。例如：色素沉着斑在黄褐斑是原发损害，在固定性药疹则是继发损害；脓疱性银屑病的脓疱是原发的，但湿疹的脓疱则是继发感染引起的，因此，皮肤科医生要有辩证唯物主义思想，用动态和发展的观点对皮损进行具体分析，决定其属于原发损害还是继发损害。

2. 斑疹是局限性皮肤颜色的改变，既不隆起，也不凹下。斑疹主要由于真皮毛细血管扩张、充血和/或炎症细胞浸润，或表皮、真皮色素数量改变，或真皮毛细血管破裂出血所致。丘疹系局限性、隆起性、实质性损害，直径小于 1cm，可由于表皮或真皮浅层细胞增生、代谢产物堆积或炎症细胞浸润所致。

3. 结节为深达真皮或皮下组织的局限性、实质性损害，可自行吸收，亦可破溃而形成溃疡，直径大于 2～3cm 者称肿块。囊肿为内含液体、黏稠物和细胞成分的局限性囊性损害，一般位于真皮或皮下组织，感染、液化坏死亦可形成溃疡。结节和囊肿多呈圆形或类圆形，若高出皮面，则既可看到又可摸到，结节有一定硬度，囊肿有囊性感。不高出皮面者则需触诊方可查出。结节可由真皮或皮下组织的炎症浸润、代谢产物沉积、寄生虫感染或肿瘤等引起。

4. 斑块为较大的或多数丘疹融合而成的直径大于 1cm 的扁平、隆起浸润性损害，一般不会自然消退。风团为真皮浅层水肿引起的暂时性、局限性、隆起性损害，颜色呈淡红或苍白色，大小不等，形态不一，边缘不规则，周围有红晕，常于数小时或 10 余小时内消退，消退后不留痕迹，剧痒。

5. 皮肤性病视诊应在充足的自然光线下检查，诊室温度应适宜，检查部位应充分暴露，检查应包括皮肤、黏膜和皮肤附属器。视诊时应注意皮疹的以下内容：①部位与分布；②排列；③性质：是原发损害还是继发损害，是单一皮损还是多种皮损；④对皮损大小及数目、颜色、形状、表面与基底及边缘与界限等可根据实际情况如实描述。

【实训指导】

一、实训目的

1. 掌握斑贴试验、真菌直接镜检与培养、梅毒螺旋体直接检查、甲苯胺红不加热血清试验（TRUST）、梅毒螺旋体颗粒凝集试验（TPPA）、淋病奈瑟菌涂片检查与培养的操作步骤。

2. 熟悉斑贴试验、真菌直接镜检与培养、梅毒螺旋体直接检查、甲苯胺红不加热血清试验、梅毒螺旋体颗粒凝集试验、淋病奈瑟菌涂片检查与培养的原理和临床意义。

3. 了解斑贴试验、真菌直接镜检与培养、梅毒螺旋体直接检查、甲苯胺红不加热血清试验、梅毒螺旋体颗粒凝集试验、淋病奈瑟菌涂片检查与培养所用试剂耗材及仪器设备。

二、实训物品

1. 斑贴试验　变应原、惰性聚乙烯塑料或铝制斑试器、75% 乙醇、生理盐水。

2. 真菌直接镜检 柳叶刀、拔毛镊、载玻片、盖玻片、10% KOH 溶液、酒精灯、火柴、显微镜。

3. 真菌培养 沙堡培养基、恒温箱、培养皿、试管、接种杆、酒精灯、75% 乙醇。

4. 梅毒螺旋体直接检查(梅毒螺旋体暗视野显微镜检查) 暗视野显微镜、无菌纱布、不锈钢刮刀/刮勺、无菌棉拭子、载玻片、盖玻片、无菌注射器和注射针头、无菌生理盐水。

5. 甲苯胺红不加热血清试验 血液标本、离心机、滴管、TRUST 试剂盒、水平旋转仪、无菌生理盐水。

6. 梅毒螺旋体颗粒凝集试验 血液标本、离心机、滴管、TPPA 试剂盒、移液器、保湿盒。

7. 淋病奈瑟菌涂片检查 生理盐水、藻酸钙棉拭子、无菌脱脂棉球、载玻片、酒精灯、革兰染色液、显微镜。

8. 淋病奈瑟菌培养 生理盐水、藻酸钙棉拭子、无菌脱脂棉球、血琼脂或巧克力琼脂培养基、CO_2 孵箱、接种环、载玻片、酒精灯、革兰染色液、显微镜。

三、实训步骤

(一)斑贴试验

1. 选择上背脊柱两侧或前臂屈侧的健康皮肤,若皮脂过多,可用75% 乙醇轻轻擦拭,然后用生理盐水清洗待干。

2. 去除斑试器的保护纸,将准备好的变应原按顺序置于惰性聚乙烯塑料或铝制斑试器内。斑试物排列顺序为自上而下,从左到右并做标记。斑试剂用量:软膏制剂用 0.02g,直接放入斑试器中,液体制剂用 0.02ml 滴在放入斑试器中的滤纸片上。加斑试物时尽量不要沾到斑试器边缘。每次试验应设对照。

3. 将加有斑试物的斑试器胶带自下向上贴牢、贴平并用手掌轻压几下,以便排出空气。

4. 贴足 48 小时去除斑试器,用湿的软纸或棉签清除残留斑试物,间隔 30 分钟观察结果。并于 72 小时、96 小时分别作第 2 次、第 3 次观察,必要时可于第 7 天继续观察。

(二)真菌检查

1. 用柳叶刀刮取皮损活动性边缘的皮屑,或用小刀刮取变色松脆的甲屑,或用拔毛镊拔取病发,置载玻片上。

2. 加 1 滴 10% KOH 溶液于载玻片上,盖上盖玻片后在酒精灯上微微加热,待标本溶解,轻轻加压盖玻片,驱逐气泡并压匀标本,使标本透明,再以滤纸条吸去周围溢液。

3. 先在低倍镜下观察有无真菌菌丝和孢子,然后用高倍镜观察菌丝和孢子的形态、特征、位置、大小和排列等。镜检时应遮去强光。

(三)真菌培养

1. 在无菌操作下,将标本接种于沙堡培养基,分别置 22～28℃ 和 37℃ 恒温箱内培养。

2. 逐日观察并记录菌落生长情况。浅部真菌培养 7～10 天即有菌落生长,观察 2～3 周;深部真菌需观察 3～4 周。对分离到的真菌,应结合菌落和显微镜下形态学特点将其鉴定到种。形态学上分辨不清的需借助生理生化试验、血清学试验、动物接种及分子生物学技术进行菌种鉴定。

(四)梅毒螺旋体直接检查

1. 检查者戴好橡皮手套,用无菌生理盐水浸湿的棉拭子擦去硬下疳、扁平湿疣等皮损表面的污物,不锈钢刮刀/刮勺轻刮损害表面至血清渗出,用干棉球擦掉。

2. 挤压皮损周围部位,使组织液渗出,用盖玻片蘸取组织液,覆盖于预先滴加生理盐水的载玻片上。或取渗出液直接涂片,用于镀银染色或吉姆萨染色试验。

3. 暗视野显微镜检查。在预先调整好的暗视野显微镜的聚光器上加数滴浸油,轻轻调低聚光器,使之在载物台下方。将标本玻片置载物台上,上升聚光器,使浸油接触载玻片底面,避免浸油内有气泡。

若要取淋巴结穿刺液镜检,可在无菌操作下穿刺腹股沟淋巴结,注入 0.3~0.5ml 无菌生理盐水并反复抽吸 2~3 次,取少量的淋巴液直接滴于载玻片上,加盖玻片后立即进行暗视野镜检。镜检先低倍后高倍,寻找有特征形态和运动方式的梅毒螺旋体。

(五)甲苯胺红不加热血清试验

1. 抽取血液离心,将试剂盒置室温预温 30 分钟,吸取 50μl 待检血清置 TRUST 卡片圆圈中并涂匀。

2. 用专用滴管在每个标本圆圈中垂直滴加 1 滴已摇匀的 TRUST 抗原。

3. 将卡片置水平旋转仪上,盖上保湿盖,(100±2)r/min 旋转 8 分钟。

4. 立即在明亮光线下用肉眼观察结果。

5. 若做定量试验,用等量生理盐水在小试管中作 6 个稀释度,即原血清(1:1)、1:2、1:4、1:8、1:16、1:32。

6. 每个稀释度取 50μl 血清加入 TRUST 卡片圆圈中,按上述定性试验方法检测并记录结果。

(六)梅毒螺旋体颗粒凝集试验

1. 抽取血液离心,试验前 30 分钟将待检标本和试剂从冰箱中取出,恢复至室温。

2. 每份标本作 4 孔,用移液器在微量反应板第 1 孔加入稀释液 100μl,第 2~4 孔各加 25μl。

3. 用移液器取待检血清 25μl 置第 1 孔中,然后以 2n 的方式从第 1 孔稀释至第 4 孔。

4. 用移液器在第 3 孔加入 25μl 未致敏粒子,在第 4 孔加入 25μl 致敏粒子。

5. 用平板混合器以不会导致微量反应板内容物溅出的强度混合 30 秒。

6. 加盖置湿盒内,于室温(15℃~30℃)下水平静置 2 小时后观察并记录结果。

(七)淋病奈瑟菌涂片检查

1. 用含无菌生理盐水的藻酸钙棉拭子伸入男性尿道 2~4cm,轻轻转动取分泌物;女性先用无菌脱脂棉擦去阴道内黏液,再用无菌藻酸钙棉拭子插入宫颈内 1~2cm 处旋转取出分泌物;淋菌性结膜炎取结膜分泌物;全身性淋病时可取关节穿刺液;前列腺炎患者取前列腺按摩液。

2. 取洁净载玻片,标本涂于玻片上,自然干燥,加热固定。

3. 革兰染色:加结晶紫染液染 1 分钟,流水缓慢冲去染液;吸水纸吸干玻片水分后加碘液媒染 1 分钟,水洗;用 95% 乙醇滴洗至流出酒精刚刚不出现紫色时为止,约 20~30 秒,立即用水冲净乙醇;用复红液复染 1~2 分钟,水洗。

4. 玻片完全干燥后油镜下观察。

(八)淋病奈瑟菌培养

1. 采集标本,与淋病奈瑟菌涂片检查采集方法相同。

2. 标本接种于血琼脂或巧克力琼脂平板上。

3. 标本放于含 5%~10% CO_2 的孵箱内,35℃~36℃培养 24~48 小时。

4. 肉眼观察培养结果,并革兰染色镜下观察。

四、原理及临床意义

(一) 斑贴试验

1. 原理　将少量可疑致敏物配制成适当浓度的溶液、浸液、软膏或原物作为试剂,以适当方法贴于皮肤,人为地造成小范围的变应性接触性皮炎,一定时间后观察机体是否对斑试物产生超敏反应,用于寻找致敏原。适用于接触性皮炎、职业性皮炎、化妆品皮炎、手部湿疹等疾病。

2. 临床意义　受试部位无反应为阴性(-);仅有淡红斑为可疑阳性(±);有红斑、浸润及少数丘疹为阳性(+);有水肿性红斑、丘疹或水疱为强阳性(++);显著红肿、浸润、聚合性水疱或大疱为超强阳性(+++)。阳性反应表示患者对受试物过敏,但应排除原发性刺激或其他因素所致的假阳性反应。原发性刺激反应将受试物除去后,皮肤反应会减弱、消失,而超敏反应除去受试物后24~48小时,皮肤反应可增强。阴性反应表示患者对试验物无敏感性。假阴性反应可能与试剂浓度低、斑试物与皮肤接触时间太短等因素有关。

3. 注意事项　①皮炎急性期不宜作斑贴试验,病人应在皮炎完全消退两周后作斑贴试验;②不能用高浓度的原发刺激物进行斑贴试验,试验期间如发生强烈反应,可随时去除斑试物,终止试验;③受试前两周及受试期间禁用糖皮质激素,受试前三天及受试期间停用抗组胺药,以免出现假阴性结果;④斑试期间不洗澡、不饮酒、不做剧烈运动、不搔抓斑试部位;⑤可疑反应可重复试验。在采用标准斑贴试验抗原进行试验的同时,不应忽视对患者实际接触的可疑致敏物进行斑贴试验。

(二) 真菌检查

1. 镜下形态　花斑癣:短粗、两头钝圆、稍弯曲的菌丝,成堆的圆形或卵圆形厚壁孢子,有时有芽胞;黄癣:病发可见发内菌丝,有时分隔如关节菌丝、关节孢子,可见气沟、气泡;黄癣痂可见鹿角状菌丝,白癣:发外孢子,镶嵌堆积;黑点癣:发内孢子,链状排列;体股癣、手足癣:弯曲自然、粗细一致、有分支、有分隔、有荧光的菌丝;甲癣:分支分隔的长菌丝,常断裂为关节孢子样;念珠菌病:假菌丝、圆形或椭圆形芽胞。

2. 注意事项　取材应在损害活动区,如环形损害的边缘、水疱顶部,量要充足。体液标本应离心后取沉渣镜检。有条件者应同时进行真菌培养。取材前皮损部位应尽量避免用抗真菌药。

(三) 真菌培养

1. 临床意义　疑似真菌感染的标本,需进一步确定感染真菌种类时做真菌培养。

2. 常见菌落形态　念珠菌病:奶油色酵母样菌落,有浓厚的酵母香味;隐球菌病:湿润、黏液样菌落,颜色由乳酪变成淡褐色;孢子丝菌病:棕色至棕黑色膜状菌落,中央隆起有皱褶,边缘下沉;曲霉病:黄绿色毛状菌落;芽生菌病:真菌相为白色棉花样菌落,酵母相为奶油色或棕色菌落;暗色丝孢霉病:棕黑色菌落;奴卡菌病:橘黄色或红色菌落,有泥土气味。

3. 注意事项　应与直接镜检结果综合分析判断;严格无菌操作,避免污染;提倡多管(点)、多次培养,确保结果可信度。

(四) 梅毒螺旋体直接检查

1. 镜下形态　在暗视野显微镜下观察到纤细、白色、有折光的螺旋状微生物,长6~14μm,直径小于0.2μm,有8~14个螺旋,具有旋转、蛇行及伸缩等特征性的运动方式,可判断为梅毒螺旋体。

2. 临床意义 梅毒螺旋体暗视野显微镜检测阳性在临床上可确诊梅毒,特别是对于有皮肤黏膜损害和淋巴结病变的一、二期梅毒的诊断具有重要价值,且具有快速、方便、易操作等特点。若未能发现梅毒螺旋体,不能排除梅毒诊断。阴性结果原因可能为标本中的微生物数量不足、病人已接受治疗、皮损已接近自然消退或取自非梅毒性皮损。无论暗视野显微镜检查的结果如何,都应进一步进行血清学检测。

3. 注意事项 取材前,应用无菌生理盐水清洁皮损表面,取材时应注意无菌操作。应取到组织渗出液,尽量避免出血,以提高检出阳性率。取材后应立即置暗视野显微镜下观察,如搁置太久,梅毒螺旋体活动能力会下降,导致镜下难以观察到阳性结果。对口腔溃疡标本,在暗视野显微镜下如观察到梅毒螺旋体的特征性形态和运动方式,应与其他螺旋体相区别。

（五）甲苯胺红不加热血清试验

1. 原理 人体感染梅毒螺旋体一定时间后,血清中产生抗心磷脂抗体(亦称反应素),在体外可与心磷脂、卵磷脂和胆固醇等组成的抗原发生抗原抗体反应。心磷脂、卵磷脂和胆固醇都是醇溶性脂类,遇水形成胶体溶液。当含有反应素的梅毒血清与之混合时,即黏附在胶体颗粒的周围。经摇动、碰撞,形成抗原抗体复合物,出现凝集颗粒,即为阳性反应。甲苯胺红不加热血清试验即在抗原中加入甲苯胺红颗粒作为指示物,与待检血清(浆)中的反应素结合,形成肉眼可见的红色絮状物。血清不需灭活,肉眼可观察结果。

2. 结果判读与临床意义 阳性反应:圆圈内出现中或大的红色絮状物,液体清亮;弱阳性反应:圆圈内出现小的红色絮状物,液体混浊;阴性反应:圆圈内仅见均匀分散的抗原颗粒而无凝集物。定量试验应报告抗体滴度,出现凝集反应的血清最高稀释倍数为抗体滴度。本试验敏感性高而特异性低,可用于标本的初筛,是疗效观察、判断复发和再感染的指标。

3. 注意事项 生物学假阳性:非梅毒螺旋体抗原血清学试验采用的抗原为心磷脂、卵磷脂和胆固醇的混合物,所检测的抗心磷脂抗体易见于其他多种疾病,如麻风、自身免疫性疾病、静脉吸毒者以及孕妇等。因此该类反应会出现假阳性反应。故该试验阳性标本需进一步采用梅毒螺旋体抗原血清学试验复检,以排除生物学假阳性。假阴性见于一期梅毒硬下疳出现后的2~3周内、感染梅毒后立即治疗、晚期梅毒或二期梅毒的前带现象。前带现象指梅毒患者血清中存在高浓度的抗体,导致抗原抗体浓度不匹配,出现弱阳性、不典型或阴性反应的结果,此时需将血清稀释后再进行试验,可出现阳性结果,该现象称为前带现象。

（六）梅毒螺旋体颗粒凝集试验

1. 原理 梅毒螺旋体颗粒凝集试验是用超声裂解的梅毒螺旋体作为抗原,以明胶颗粒作为载体,致敏粒子与待检血清中的梅毒螺旋体抗体结合,产生肉眼可见的凝集反应。

2. 结果判读 首先观察未致敏粒子反应孔(第3孔)是否出现凝集,判断试验有效性后,再根据致敏粒子与标本反应孔(第4孔)是否产生1+~2+凝集反应判断结果。粒子呈纽扣状聚集,呈现出外周边缘均匀且平滑的圆形为(−);粒子形成小环状,呈现出外周边缘均匀且平滑的圆形为(±);粒子环明显变大,其外周边缘不均匀且杂乱地凝集在周围为(1 +);产生均一的凝集,凝集粒子在底部整体上呈膜状延展为(2 +)。

3. 临床意义 梅毒螺旋体一旦感染人体后约2~4周可检测到抗梅毒螺旋体抗体,此抗体特异性高达98%以上,所以梅毒螺旋体抗体阳性可确证为现在或既往有过梅毒螺旋体感染。感染梅毒螺旋体后产生的抗梅毒螺旋体抗体一般能保持终生,即使经过足量规则的驱梅治疗,梅毒螺旋体抗原血清学试验仍可阳性,故梅毒螺旋体抗原血清学试验不能作为疗效观察的指标。梅毒螺旋体抗原血清试验亦不能区分既往感染和现症感染,阳性结果应结合临床表现和非梅毒螺旋体抗原血清试验,以进一步判断是否为现症梅毒感染。

4. 注意事项　若未致敏粒子孔出现凝集反应,血标本需要进行吸收后再重复试验,或改用其他方法复检。红细胞及其他血液的有形成分会影响结果,所以血液标本应通过离心分离血清。致敏粒子及未致敏粒子在使用前均应混匀。微量反应板中的内容物充分混合后再静置,静置过程中一定要对反应板加盖并禁止振摇。梅毒螺旋体感染初期,有可能不产生抗体,或虽然产生抗体但数量很少,此时需间隔 1~2 周后重复检测。

（七）淋病奈瑟菌涂片镜检

1. 临床意义　涂片中若见到很多多形核粒细胞,细胞内可发现成对排列、呈肾形的革兰阴性球菌,可初步诊断为淋病,但阴性不能排除诊断。在男性,涂片镜检阴性者需作培养。女性患者因其生殖道存在其他杂菌,在形态上易与淋球菌混淆,且直接涂片阳性率低,故常需作培养确定诊断。

2. 注意事项　取材时拭子伸入尿道或宫颈口内的深度要足够;男性患者最好在清晨首次排尿前或排尿后数小时采集标本进行培养;涂片时动作要轻柔,防止细胞破裂变形,涂片厚度、固定及革兰染色时间要适宜,每次染色时应同时用已知的革兰阳性菌和阴性菌进行对照试验;对于不能及时送检的标本应常温保存,不能冷藏。试验操作工作面应以 500ppm "84" 消毒液擦拭,再用紫外线灭菌灯照射 2 小时。

（八）淋病奈瑟菌培养

临床意义　淋病奈瑟菌培养是目前 WHO 推荐的筛选淋病病人的唯一方法。由于取材、接种不规范及培养条件均可影响其阳性率,故培养阴性不能完全排除淋病。

在培养基上若见到边缘呈花瓣状、圆形、凸起、光滑、湿润、半透明或灰白色的菌落,镜下见典型的双球菌,可确诊淋病。挑选可疑菌落作涂片,革兰染色镜检,如为革兰阴性双球菌,氧化酶试验阳性,糖发酵试验分解葡萄糖,产酸不产气,不分解麦芽糖与蔗糖,则可鉴定为淋球菌。

（魏志平）

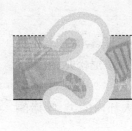

第三章

皮肤性病的预防和治疗

【内容要点】

第一节　皮肤性病的预防

预防皮肤性病一要加强皮肤保健,保持健康心理,保持皮肤清洁,保证充足睡眠,合理饮食和健身,合理使用护肤品;二要大力宣传和普及皮肤性病的预防知识;三要根据不同疾病的病因、发病机制及临床特点采取相应的预防措施。

第二节　皮肤性病的治疗

一、内用药物治疗

药物治疗是皮肤性病的主要治疗手段,抗组胺药、糖皮质激素、抗感染药物是常用的内用药。

1. 抗组胺药物　为皮肤科最常使用的药物,通过竞争效应细胞上的组胺受体,发挥抗组胺作用。根据竞争受体的不同,抗组胺药可分为 H_1 受体拮抗剂和 H_2 受体拮抗剂。第一代 H_1 受体拮抗剂不良反应有乏力、困倦、头晕、注意力不集中、口干、排尿困难、瞳孔散大等,高空作业及精细工作者、驾驶员、肝肾功能不全者、癫痫患者禁用或慎用,青光眼和前列腺肥大者也应慎用或禁用,常用药物有氯苯那敏、苯海拉明、赛庚啶、多塞平、异丙嗪、酮替芬等。第二代 H_1 受体拮抗剂不良反应较轻,常用药物有阿斯咪唑、氯雷他定、西替利嗪、特非那丁、非索非那定、咪唑斯汀等。

H_2 受体拮抗剂可拮抗组胺的血管扩张、血压下降和胃液分泌增多等作用,如西咪替丁、雷尼替丁。

2. 糖皮质激素　具有免疫抑制、抗炎、抗细胞毒、抗休克、抗增生等作用。短程治疗用于药疹、接触性皮炎、急性荨麻疹等;中程治疗用于病期较长的疾病,如过敏性紫癜、多形性红斑等;长程治疗用于慢性疾病、免疫功能异常性疾病,如大疱性皮肤病、结缔组织病、淋巴瘤等;冲击疗法用于抢救危重病例,如过敏性休克、喉头水肿、系统性红斑狼疮伴严重肾损害或脑损害等;局部注射用于治疗瘢痕疙瘩、神经性皮炎、慢性增生性皮肤病等。

长期大剂量使用糖皮质激素可出现不良反应,如并发感染、消化道溃疡或合并出血及穿孔、糖尿病、骨质疏松、骨折及骨缺血性坏死、低钾血症、精神障碍,此外还可引起满月脸、食欲和体重增加、痤疮、多毛和萎缩纹等,因此要严格掌握糖皮质激素的适应证,经常注意不良反应的发生,及时给予必要处理。常用糖皮质激素有氢化可的松、泼尼松、泼尼松龙、甲基泼尼松龙、曲安西龙、地塞米松、倍他米松等。

3. 抗生素 常用青霉素类、头孢菌素类、氨基糖苷类、四环素类、大环内酯类、喹诺酮类、磺胺类、抗结核药抗生素。

4. 抗病毒药物 核苷类抗病毒药主要有阿昔洛韦及同类药物,如伐昔洛韦、泛昔洛韦、更昔洛韦,利巴韦林、干扰素也较常用。

5. 抗真菌药物 常用有灰黄霉素;多烯类药物如两性霉素 B、制霉菌素、5-氟胞嘧啶;唑类药物如克霉唑、咪康唑、益康唑、联苯苄唑、酮康唑等主要外用治疗浅部真菌病,伊曲康唑、氟康唑主要内用;丙烯胺类药物可供内用的有特比萘芬;碘化钾是治疗孢子丝菌病的首选药物。

6. 维 A 酸类药物 与天然维生素 A 结构类似,能调节上皮细胞和其他细胞的生长和分化,对恶性细胞生长有抑制作用,可调节免疫和炎症过程,主要不良反应有致畸、高甘油三酯血症、高血钙、骨骼早期闭合、皮肤黏膜干燥、肝功能异常等,根据其分子结构的不同,有三代维 A 酸供临床应用。

7. 免疫抑制剂 对机体免疫系统有非特异的抑制作用,既可抑制免疫应答,又可抑制肿瘤细胞的分裂,还有非特异性抗炎作用等。一般用于结缔组织病、大疱性皮肤病及皮肤肿瘤等。不良反应有胃肠道反应、诱发感染、骨髓抑制、肝脏损害、致畸等。常用的有环磷酰胺、硫唑嘌呤、甲氨蝶呤、环孢素等。

8. 免疫调节剂 能增强机体的非特异性和特异性免疫反应,使不平衡的免疫反应趋于正常,主要用于病毒性皮肤病、自身免疫性疾病和皮肤肿瘤的治疗。主要有卡介菌、左旋咪唑、干扰素、转移因子、胸腺素等。

9. 维生素类药物 主要有维生素 A、维生素 C、维生素 E、烟酸,维生素 K、B_6、B_{12}等也较常用。

10. 其他药物 氯喹和羟氯喹、沙利度胺、甲硝唑、钙剂、硫代硫酸钠、雷公藤总苷、静脉用人血免疫球蛋白等。

二、外用药物治疗

常用外用药物按其作用分为清洁剂、保护剂、止痒剂、抗细菌剂、抗真菌剂、抗病毒剂、杀虫剂、角质促成剂、角质剥脱剂、收敛剂、腐蚀剂、遮光剂、脱色剂、糖皮质激素制剂。

不同剂型的外用药作用特点不同,选择正确的剂型才能达到治疗目的。常用外用药的剂型有溶液、粉剂、洗剂、酊剂和醑剂、乳剂、油剂、软膏、糊剂、硬膏、凝胶、涂膜剂、气雾剂。

外用药物治疗时,要根据病因、皮损部位、患者年龄、用药时间的长短、有无过敏或继发感染等选择或更换不同的药物。根据皮损特点选择不同的剂型:急性皮炎无渗出者选用粉剂、洗剂,有糜烂、渗出者选用溶液湿敷,有糜烂、渗出不多时则用糊剂;亚急性皮炎渗出不多者选用油剂、糊剂,无糜烂时选用乳剂、糊剂;慢性皮炎选用软膏、硬膏、乳剂、酊剂、涂膜剂;单纯瘙痒无皮损者选用酊剂、乳剂。根据皮损的性质选用不同的用药方法,药物浓度要适当,根据患者年龄、性别和部位用药,向患者或家属交代清楚使用方法,必须询问患者有无过敏史。

三、物理治疗

物理治疗有冷冻治疗、激光治疗、光疗、电疗、放射治疗、微波治疗、水疗等方法。

1. 冷冻治疗　　冷冻是利用低温使细胞内冰晶形成、细胞膜变性、细胞脱水、局部血液循环障碍导致组织坏死达到治疗目的。常用的制冷剂为液氮，也可使用二氧化碳雪（-70℃）等。冷冻常用接触法和喷雾法。冷冻治疗适用于寻常疣、扁平疣、传染性软疣、尖锐湿疣、雀斑、结节性痒疹、草莓状血管瘤、脂溢性角化病、化脓性肉芽肿、基底细胞上皮瘤等。严重的寒冷性荨麻疹、冷球蛋白血症、冷纤维蛋白血症、雷诺征以及年老体弱和对冷冻不能耐受者禁用。

2. 激光与光子治疗　　激光是由激光器产生的单一波长的特殊光束，常利用激光的热效应、压力效应、电磁场效应、光化学效应及"选择性光热解"效应使组织发生凝固性坏死、炭化和气化，引起照射处病变组织破坏、血管阻塞，也可破坏不同色泽的细胞或色素颗粒，从而达到治疗目的。依激光器所使用的介质和产生的波长不同可分为二氧化碳激光器、氦氖激光器、掺钕钇铝石榴石激光器、亚离子激光器、钕玻璃激光器、准分子激光器等。

3. 光疗　　常见有红外线治疗、紫外线治疗、光化学疗法。

4. 电疗　　包括电解法、电烙（电灼）法、电凝固法和电干燥法等。电离子手术仪治疗适应证广泛，寻常疣、尖锐湿疣、脂溢性角化病、蜘蛛痣、腋臭、雀斑、睑黄疣等皮肤赘生物均可应用，操作方便快捷。

5. 放射治疗　　是用放射线照射治疗皮肤性病的方法，常用浅层 X 线、电子束、核素。

四、外科治疗

外科治疗是应用手术治疗皮肤性病的方法，常用体表外科手术切除术、切割术、皮肤移植术、皮肤磨削术、毛发移植术等。

第三节　皮肤性病的护理

在合理治疗的前提下，皮肤护理工作是疾病防治中的一个重要环节，正确而耐心细致的护理有利于疾病的治疗和患者的康复。皮肤性病的护理包括精神护理、饮食护理、创面护理等。

【练习题与参考答案】

一、练习题
（一）名词解释
1. 角质促成剂
2. 收敛剂
3. 乳剂
4. 软膏

（二）选择题
1. 下列哪一项不是组胺的作用
   A. 毛细血管扩张　　　B. 血管通透性增高　　　C. 平滑肌收缩
   D. 腺体分泌增加　　　E. 血压升高

21

2. 非 H_1 受体拮抗剂是
   A. 氯雷他定   B. 特非那丁   C. 赛庚啶
   D. 氯苯那敏   E. 西咪替丁

3. 下列哪项不是糖皮质激素的药理作用
   A. 免疫抑制   B. 抗炎   C. 抗病毒
   D. 抗休克   E. 抗增生

4. 长期大量使用糖皮质激素不会出现下列哪项不良反应
   A. 并发感染   B. 消化道溃疡   C. 骨质疏松
   D. 减轻动脉粥样硬化   E. 痤疮

5. 关于维 A 酸类药物的不良反应,下列哪项错误
   A. 促进骨骼生长、发育   B. 致畸   C. 高血脂
   D. 皮肤黏膜干燥   E. 肝功能异常

6. 洗剂是
   A. 30%~50% 的不溶性粉剂与水的混合物   B. 药物的乙醇溶液
   C. 药物溶于水形成的混合物   D. 油和水经乳化后加入药物
   E. 几种干燥粉末状药物混合物

7. 急性皮炎糜烂渗出宜选用下列哪种剂型
   A. 粉剂   B. 溶液   C. 软膏
   D. 洗剂   E. 酊剂

8. 慢性皮炎浸润肥厚,下列哪种剂型不宜选用
   A. 软膏   B. 硬膏   C. 洗剂
   D. 凝胶   E. 酊剂

（三）问答题

1. 简述 H_1 受体拮抗剂的药理作用和不良反应。

2. 简述糖皮质激素的药理作用和不良反应。

3. 如何根据皮损特点选择外用药剂型?

4. 简述湿敷的方法。

二、练习题参考答案

（一）名词解释

1. 具有促进表皮角质层正常化、常伴有收缩血管、减少炎性渗出和浸润作用的药物,适用于有角化不全的疾病如银屑病。

2. 能凝固蛋白质、减少渗出、促进炎症消退、抑制皮脂和汗腺分泌的药物。

3. 油和水经乳化后加入水溶性或脂溶性药物而成的剂型,有两种类型,一种为油包水型(W/O),另一种为水包油型(O/W)。乳剂有保护、润泽作用,渗透性较好,主要用于亚急性或慢性皮炎。

4. 凡士林、单软膏(植物油加蜂蜡)或动物脂肪和药物混合而成的剂型,有润滑皮肤、防止干裂、软化痂皮、保护创面等作用。适用于慢性皮炎如慢性湿疹、神经性皮炎等。

（二）选择题

1. E   2. E   3. C   4. D   5. A   6. A   7. B   8. C

（三）问答题

1. H₁ 受体拮抗剂与组胺有相同的乙基胺结构,能与组胺争夺 H₁ 受体,减轻或消除组胺引起的毛细血管扩张、血管通透性增高、平滑肌收缩、腺体分泌增加及血压下降等,此外还有不同程度的抗胆碱及抗 5-羟色胺作用。第一代 H₁ 受体拮抗剂多数易通过血-脑屏障,导致乏力、困倦、头晕、注意力不集中、口干、排尿困难、瞳孔散大等不良反应,高空作业及精细工作者、驾驶员、肝肾功能不全者、癫痫患者禁用或慎用,青光眼和前列腺肥大者也应慎用或禁用。第二代 H₁ 受体拮抗剂口服吸收快,不易通过血-脑屏障,不产生嗜睡或仅有轻度困倦作用。

2. 糖皮质激素具有抗炎、免疫抑制、抗细胞毒、抗休克、抗增生等多种作用。长期大剂量使用糖皮质激素可出现不良反应,如并发感染、消化道溃疡或合并出血及穿孔、糖尿病、骨质疏松、骨折及骨缺血性坏死、低钾血症、精神障碍,此外还可引起满月脸、食欲和体重增加、痤疮、多毛和萎缩纹等,因此要严格掌握糖皮质激素的适应证,经常注意不良反应的发生,及时给予必要处理。

3. ①急性皮炎仅有红斑、丘疹、丘疱疹而无糜烂渗出者选用粉剂、洗剂、乳剂;有糜烂、渗出较多时选用溶液湿敷;有糜烂、渗出不多时则用糊剂;②亚急性皮炎渗出不多者选用油剂、糊剂;无糜烂时选用乳剂、糊剂;③慢性皮炎选用软膏、硬膏、乳剂、酊剂、涂膜剂;④单纯瘙痒无皮损者选用酊剂、乳剂。

4. 常用开放性冷湿敷,以纱布 6~8 层或小毛巾两层,放入药液中浸透,提起拧至不滴水为度,摊开后紧贴于皮损上,每天湿敷 2~3 次,每次 30 分钟或更长,每隔 10 分钟更换敷料一次。湿敷面积一般不宜超过体表 1/3,以免药物过量吸收中毒,天气较冷时注意保暖,大面积皮损或婴幼儿做湿敷,应适当降低药物浓度。

【实训指导】

一、实训目的

1. 掌握湿敷、冷冻治疗、激光治疗、电离子手术仪治疗的操作。
2. 熟悉湿敷、冷冻治疗、激光治疗、电离子手术仪治疗的原理、适应证及注意事项。
3. 了解冷冻治疗器、激光器、电离子手术仪的结构。

二、实训物品

1. 湿敷　由 6~8 层纱布组成的湿敷垫或小毛巾两条、3% 硼酸溶液。
2. 冷冻治疗　液氮及液氮罐、冷冻治疗器、冷冻头、碘伏、医用棉签、生理盐水、75% 酒精、抗生素软膏。
3. 激光治疗　激光器、碘伏、医用棉签、生理盐水、1%~2% 利多卡因、抗生素软膏。
4. 电离子手术仪治疗　电离子手术仪、碘伏、医用棉签、生理盐水、1%~2% 利多卡因、抗生素软膏。

三、实训步骤

（一）湿敷

1. 将由 6~8 层纱布组成的湿敷垫或小毛巾两条,放入 3% 硼酸溶液中浸透。

2. 提起湿敷垫或毛巾拧至不滴水。

3. 将湿敷垫或毛巾摊开后紧贴于皮损表面,每天 2~3 次,每次 30 分钟或更长,每隔 10 分钟更换敷料一次。

(二)冷冻治疗(冷冻头法)

1. 清洁、碘伏消毒患处,棉签蘸取生理盐水擦去碘伏。

2. 75% 酒精消毒冷冻头,将冷冻头浸入液氮罐中十余秒。

3. 取出冷冻头置于皮损上,施加一定压力,直到皮损变白。

4. 外用抗生素软膏并说明术后注意事项及护理方法。

(三)激光治疗

1. 消毒患处。

2. 根据需要选择合适的局部麻醉方式。

3. 调试激光器及其参数,激光作用于皮损,治疗过程中经常用生理盐水棉签清除炭化组织,直到彻底清除病变组织。

4. 外用抗生素软膏并说明术后注意事项及护理方法。

(四)电离子手术仪治疗

1. 消毒患处。

2. 根据需要选择合适的局部麻醉方式。

3. 调试治疗仪及其参数,电极接近皮损,产生火花,治疗过程中经常用生理盐水棉签清除炭化组织,直到彻底清除病变组织。

4. 外用抗生素软膏并术后说明注意事项及护理方法。

四、原理及临床意义

1. 湿敷 常用开放性冷湿敷,常用 2%~4% 硼酸、1∶8000 高锰酸钾、0.2%~0.5% 醋酸铝、0.1% 硫酸铜、1∶5000 呋喃西林、0.1% 依沙吖啶等溶液,有清洁、收敛、软化、抗菌等作用,用于有明显渗出的皮损。湿敷面积一般不宜超过体表 1/3,以免药物过量吸收中毒,天气较冷时注意保暖,大面积皮损或婴幼儿做湿敷,应适当降低药物浓度。

2. 冷冻治疗 冷冻是利用低温使细胞内形成冰晶、细胞膜变性、细胞脱水、局部血液循环障碍导致组织坏死达到治疗目的。常用的制冷剂为液氮,也可使用二氧化碳雪(−70℃)等。冷冻常用接触法和喷雾法。冷冻时局部发白,数分钟后冻融,局部肿胀、疼痛,1~2 天内可发生水疱或大疱,1~2 周内水疱干涸、结痂,约 2~3 周痂脱落,留有暂时性色素沉着或色素减退斑,一般可逐渐消退。冷冻适用于寻常疣、扁平疣、传染性软疣、尖锐湿疣、雀斑、结节性痒疹、草莓状血管瘤、脂溢性角化病、化脓性肉芽肿、基底细胞上皮瘤等。严重的寒冷性荨麻疹、冷球蛋白血症、冷纤维蛋白血症、雷诺征以及年老体弱和对冷冻不能耐受者禁用。

3. 激光治疗 利用激光的热效应、压力效应、电磁场效应和光化学效应及"选择性光热解"效应使组织发生凝固性坏死、炭化和气化,引起照射处病变组织破坏、血管阻塞,也可破坏不同色泽的细胞或色素颗粒,从而达到治疗某些皮肤病的目的。二氧化碳激光适用于寻常疣、尖锐湿疣、化脓性肉芽肿、血管角皮瘤、疣状痣、皮脂腺痣、单纯血管瘤、睑黄瘤、毛发上皮瘤、汗管瘤、脂溢性角化、基底细胞上皮瘤、鳞状细胞癌等。Q 开关 Nd∶YAG 激光(掺钕钇铝石榴石激光)主要治疗太田痣、文身、雀斑、咖啡斑、鲜红斑痣等。308nm 准分子激光目前主要用于治疗白癜风。氦氖激光用于斑秃、带状疱疹、玫瑰糠疹等理疗。强脉冲光子嫩肤仪主要用于治疗面部毛细血管扩张、酒渣鼻、痤疮、雀斑、脂溢性角化病等。

4. 电离子手术仪治疗　电离子手术仪是利用等离子体火焰使触头与组织间温度瞬间达到3000℃左右,可迅速将病变组织气化清除,而对正常组织损伤很小,其输出功率连续可调,并设有长火与短火。短火穿透力强,火花小,可行切割组织。长火火花较大,作用时间短,可止血。电离子手术仪治疗适应证广泛,适用于寻常疣、尖锐湿疣、色素痣、脂溢性角化病、蜘蛛痣、腋臭、雀斑、睑黄疣及浅表性皮肤肿瘤等皮肤赘生物的治疗,操作方便快捷。

(胡晓军)

第二篇 各 论

第四章

病毒性皮肤病

【内容要点】

第一节 单纯疱疹

1. 病因　单纯疱疹病毒，Ⅰ型单纯疱疹病毒主要感染头面部皮肤黏膜，Ⅱ型单纯疱疹病毒主要感染生殖器部位皮肤黏膜，有传染性。

2. 临床表现　好发于皮肤黏膜交界处，如口角、口唇、鼻孔附近及外生殖器部位。皮疹为红斑基础上出现簇集性水疱，可破溃结痂，伴瘙痒或灼热感，病程 1~2 周，易复发。

3. 治疗　口服抗病毒药阿昔洛韦、伐昔洛韦等，疗程 7~10 天。外用 3% 阿昔洛韦霜、1% 喷昔洛韦乳膏等。

第二节 水 痘

1. 病因　水痘-带状疱疹病毒，传染性较强。

2. 临床表现　好发于儿童躯干，可渐发展至头面、四肢，向心性分布。皮疹为针帽至粟粒大红色丘疹、丘疱疹、水疱，可破溃结痂，周围有红晕，常在同一部位同时可见丘疹、水疱、结痂等各期皮疹，伴瘙痒。

3. 治疗　口服阿昔洛韦，瘙痒重者加服抗组胺药。局部外用 3% 阿昔洛韦霜、炉甘石洗剂等。

第三节 带状疱疹

1. 病因　水痘-带状疱疹病毒。

2. 临床表现　好发于肋间神经与三叉神经分布区，即躯干部或头面部。皮疹为沿某一周围神经呈单侧带状分布的簇集性水疱,不超过中线,可破溃结痂,伴疼痛和局部淋巴结肿大,病程 3~4 周,一般不复发。

3. 治疗 内用药物可用抗病毒药:阿昔洛韦、伐昔洛韦;止痛药:急性期疼痛可以选择三环类抗抑郁药如阿米替林,亚急性或慢性疼痛可选择加巴喷丁或普瑞巴林;重症且无禁忌证患者可在病程早期应用糖皮质激素;外用药物选用 1% 喷昔洛韦乳膏、3% 阿昔洛韦霜、炉甘石洗剂等,溃破明显者先用 3% 硼酸液或 1:5000 呋喃西林溶液冷湿敷。

第四节 手足口病

1. 病因 主要为柯萨奇病毒 A16,肠道病毒 71 型引起的重症患者可致死亡。

2. 临床表现 好发于 5 岁以下儿童的口腔、手、足部位。皮疹初为红色斑疹,很快发展为 2~4mm 大小水疱,周围绕以红晕,破溃后可形成灰白色糜烂面或浅溃疡。口腔损害常形成糜烂性口炎。

3. 治疗 可口服利巴韦林或抗病毒中药。外用炉甘石洗剂或莫匹罗星软膏,口腔损害可涂口腔溃疡涂膜剂或口腔清洁含漱剂漱口。

第五节 疣

1. 病因 由人类乳头瘤病毒感染引起,有传染性。

2. 临床表现

(1)寻常疣:好发于手背、手指、足背、甲缘等处。皮疹为针帽至蚕豆大灰白色或浅褐色质地坚硬的角质增生性丘疹,表面粗糙不平或呈菜花状。

(2)扁平疣:好发于青少年面部、手背及前臂。皮疹为粟粒至绿豆大肤色或淡褐色扁平坚实丘疹。

(3)跖疣:发生于足底或跖趾面。皮疹为大小不一的扁平状角质增生性丘疹或斑块,灰褐色或黄褐色,表面粗糙不平,若用小刀削去疣体表层,中间可见灰白色角质软芯及真皮毛细血管受损出血所致小黑点,周边有黄色增厚的角质环。

3. 治疗

(1)物理治疗:可选择冷冻、激光、微波或电离子等治疗,对于面部皮疹注意勿留瘢痕。

(2)外用药物治疗:可选用抗病毒、角质剥脱或腐蚀性外用药。

(3)内用药物治疗:对于皮疹较多较大且久治不愈者,在局部治疗的同时配合全身治疗,如聚肌胞、左旋咪唑、转移因子等。

第六节 传染性软疣

1. 病因 传染性软疣病毒,传染性较强。

2. 临床表现 好发于躯干、颈部、四肢近端、面部及外生殖器等处。皮疹为针帽至粟粒大皮色或珍珠色半球形丘疹,表面光滑。丘疹小者顶端有小白点,较大者凹陷如脐窝状,从中可挤出奶酪样物质。

3. 治疗　摘除疗法:碘伏消毒后,用镊子夹住疣体,将内部乳白色奶酪状物挤出,再涂碘伏。亦可选用冷冻、激光、微波及电离子等物理治疗方法。

【练习题与参考答案】

一、练习题

（一）名词解释

1. 带状疱疹后遗神经痛
2. 软疣小体
3. Ramsay-Hunt 综合征
4. 顿挫型带状疱疹

（二）选择题

1. 复发性单纯疱疹的自然病程为
   - A. 少于1周
   - B. 1~2周
   - C. 2~3周
   - D. 1个月
   - E. 2个月

2. 与带状疱疹无关的是
   - A. 肋间神经分布区
   - B. 簇集性水疱
   - C. 单侧带状分布
   - D. 伴神经痛
   - E. 易复发

3. 顿挫型带状疱疹表现为
   - A. 仅出现红斑、丘疹而无水疱
   - B. 不出现皮损而仅有神经痛
   - C. 侵犯肺、脑等器官
   - D. 同时侵犯2个神经节产生对侧皮损
   - E. 典型水疱、神经痛明显

4. 关于水痘与带状疱疹的说法,正确的是
   - A. 同一病毒致病
   - B. 抵抗力低下时导致水痘
   - C. 愈后均遗留瘢痕
   - D. 无获得性免疫力
   - E. 由不同的病毒引起

5. 可用于治疗单纯疱疹继发细菌感染的是
   - A. 3%阿昔洛韦软膏
   - B. 1%喷昔洛韦乳膏
   - C. 1%特比萘芬软膏
   - D. 莫匹罗星软膏
   - E. 炉甘石洗剂

6. 寻常疣较好的治疗方法是
   - A. 液氮冷冻疗法
   - B. 3%阿昔洛韦软膏
   - C. 干扰素
   - D. 2%莫匹罗星软膏
   - E. 曲咪新软膏

7. 扁平疣临床特点是
   - A. 手背部小片苔藓样变
   - B. 面部、手背部绿豆至黄豆大水疱
   - C. 手背部丘疹,表面呈菜花状
   - D. 面部红色丘疹、丘疱疹
   - E. 面部、手背粟粒至绿豆大扁平坚实丘疹

8. 跖疣临床表现主要是
   - A. 足跖部黄豆大淡黄色圆锥形角质栓,压痛明显
   - B. 足跖部大片黄色角化性斑块
   - C. 趾部、足跖部灰褐色扁平丘疹和斑块
   - D. 足跟部肥厚、干燥、皲裂
   - E. 足跖部脓疱、厚痂

9. 传染性软疣的典型皮损为

    A. 乳头瘤样丘疹

    B. 毛囊性红斑丘疹或脓疱,可挤出粉脂状物质

    C. 粟粒至绿豆大水疱,周围有红晕

    D. 蜡样光泽的丘疹,可挤出乳白色奶酪状物质

    E. 灰褐色扁平丘疹和斑块

（三）问答题

1. 简述成人面部单纯疱疹的治疗。

2. 简述带状疱疹的诊断要点。

3. 简述儿童水痘的皮疹特点。

4. 简述寻常疣的主要临床表现。

5. 简述传染性软疣的皮疹特点及主要治疗方法。

二、练习题参考答案

（一）名词解释

1. 带状疱疹皮疹消退后(通常4周后)神经痛仍持续存在。

2. 传染性软疣挤出的乳白色奶酪样物质,含有病毒包涵体。

3. 亦称面瘫、耳痛、外耳道疱疹三联症,为带状疱疹的特殊类型。

4. 指仅有神经痛而无皮疹的带状疱疹。

（二）选择题

1. B　2. E　3. B　4. A　5. D　6. A　7. E　8. C　9. D

（三）问答题

1. 阿昔洛韦,200毫克/次,5次/日,口服;3%阿昔洛韦霜或1%喷昔洛韦乳膏,2～3次/日,外用;疗程7～10天。

2. 好发于肋间神经与三叉神经分布区,即躯干部或头面部。皮疹为沿某一受累神经呈单侧带状分布的簇集性水疱,不超过中线,可破溃结痂,伴疼痛和局部淋巴结肿大。

3. 好发于躯干,可渐发展至头面、四肢,向心性分布。皮疹为针帽至粟粒大红色丘疹、丘疱疹、水疱,可破溃结痂,周有红晕,伴瘙痒。

4. 好发于手背、手指、足背、甲缘等处。皮疹为针帽至蚕豆大灰白色或浅褐色质地坚硬的丘疹,表面粗糙不平或呈菜花状。

5. 皮疹为半球形丘疹,表面光滑,顶端凹如脐窝。主要治疗是将软疣摘除:皮肤消毒后,用镊子夹住疣体,将内部乳白色奶酪状物质挤出,点涂3%～5%碘酊。

【实训指导】

一、实训目的

1. 掌握寻常疣、跖疣、扁平疣的冷冻治疗、二氧化碳激光治疗、电离子手术仪治疗、微波治疗操作;带状疱疹的紫外线治疗操作;传染性软疣的摘除治疗操作。

2. 熟悉冷冻治疗、二氧化碳激光治疗、电离子手术仪治疗、微波治疗、紫外线治疗的原理、适应证及注意事项。

3. 了解冷冻治疗器、二氧化碳激光器、电离子手术仪、微波治疗仪、紫外线治疗仪的结构。

二、实训物品

1. 传染性软疣摘除治疗　镊子、3%~5%碘酊、医用棉签。

2. 寻常疣、跖疣、扁平疣的微波治疗　微波治疗仪、碘伏、医用棉签、生理盐水、1%~2%利多卡因、抗生素软膏。

3. 带状疱疹的紫外线治疗　紫外线治疗仪、防紫外线眼镜。

三、实训步骤

1. 传染性软疣摘除治疗　将皮肤消毒后,用镊子夹住疣体,将内部乳白色奶酪状物质挤出,点涂3%~5%碘酊。

2. 寻常疣、跖疣、扁平疣的微波治疗

(1)消毒患处。

(2)根据需要选择麻醉及麻醉方式。

(3)调试微波治疗仪及其参数,将治疗头接触疣组织,调整到适当能量,开启治疗仪,直到皮损凝固发白。

(4)外用抗生素软膏并说明术后注意事项及护理方法。

3. 带状疱疹的紫外线治疗

(1)充分暴露并清洁皮损局部。

(2)调试紫外线治疗仪及其参数,初始剂量为最小红斑剂量的50%,即$0.3~0.5J/cm^2$,长波紫外线为$0.4J/cm^2$,在无红斑或轻度红斑反应的情况下依次递增10%,每日1次。

(3)开启治疗仪,有水疱时用长波紫外线加中波紫外线照射,皮疹干燥结痂后单用长波紫外线照射。每次照射应包括全部皮损区域及其疼痛范围。

四、原理及临床意义

1. 传染性软疣摘除治疗　去除软疣小体,防止传染。

2. 寻常疣、跖疣、扁平疣的微波治疗　微波是一种频率为300~3000MHz的电磁波,波长为1~1000mm,常用的频率为2450MHz、915MHz和434MHz。微波可使组织中电解质偶极子、离子随微波的频率而发生趋向运动,在高速振动中互相摩擦产生热效应和非热效应。热效应引起组织凝固、变性、坏死,微热具有解痉、止痛、改善微循环及加速创伤修复的功效,适用于各种病毒疣、毛细血管扩张症、单纯性血管瘤、蜘蛛痣、色素痣、脂溢性角化病、化脓性肉芽肿、皮赘、睑黄疣、皮肤原位癌等。非热效应具有增强细胞代谢、提高组织修复能力、调节循环和神经系统、改善免疫的功能,用以解痉、止痛、促进炎症消散等,适用于带状疱疹、疖、冻疮、烫伤、丹毒、慢性非特异性溃疡等。

3. 带状疱疹的紫外线治疗　紫外线分为短波紫外线(UVC,波长180~280nm)、中波紫外线(UVB,波长280~320nm)、长波紫外线(UVA,波长320~400nm)。常用中波紫外线和长波紫外线,具有加速血液循环、促进合成维生素D、抑制细胞过度生长、镇痛、止痒、促进色素生成、促进上皮生长、免疫抑制等作用,适用于治疗玫瑰糠疹、银屑病、斑秃、白癜风、慢性溃疡、毛囊炎、疖、丹毒、带状疱疹、冻疮、异位性皮炎和局限性瘙痒症等。对光敏感者、红斑狼疮、活动性肺结核、甲状腺功能亢进、心肝肾功能不全者禁用。

冷冻治疗、二氧化碳激光治疗、电离子手术仪治疗参见第三章"实训指导"。

(刘仲杰)

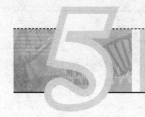

第五章

真菌性皮肤病

【内容要点】

第一节 头 癣

1. 病因

(1)黄癣:许兰黄癣菌,传染性强。

(2)白癣:多为犬小孢子菌或铁锈色小孢子菌,传染性较强。

(3)黑点癣:紫色癣菌或断发癣菌,传染性较强。

2. 临床表现

(1)黄癣:多见于儿童头部,亦可侵及面部、颈部、躯干、甲等处。皮疹为点片状糜烂面,覆有硫黄色或污黄色碟形黄癣痂。病发干燥无光泽,多数脱落或折断,轻度瘙痒。愈后可遗留大小不一的秃发斑,发际边缘常有一圈宽窄不一的正常发带。直接镜检见病发内有菌丝,黄癣痂可见鹿角状菌丝及孢子;伍德灯检查呈暗绿色荧光。目前罕见新病例。

(2)白癣:多见于儿童头部,皮疹为灰白色鳞屑斑,常见"子母斑",高位断发,残根部常见菌丝与孢子形成的灰白色菌鞘。愈后不影响头发生长。直接镜检见病发根周围成堆孢子,伍德灯检查呈亮绿色荧光。

(3)黑点癣:多见于儿童头部,偶见于成年人。皮疹为点片状灰白色鳞屑斑,低位断发,毛孔内留有病发残根,外观呈黑点状。少数愈后遗留小片秃发斑。直接镜检见病发内链状排列的孢子,伍德灯检查无荧光。

(4)脓癣:多由白癣或黑点癣发展所致,亦有发病开始即为脓癣者,传染性较强。多见于儿童头部。皮疹为群集性毛囊性红色丘疹、脓疱,并融合成隆起性淡红色肿块,表面有蜂窝状排脓小孔,病发多折断或脱落。少数愈后可遗留小片秃发斑。直接镜检可在发内或发外找到孢子。

3. 治疗 采用灰黄霉素综合疗法。

(1)服药:灰黄霉素饭后口服,白癣与黑点癣连服 2 周,黄癣与脓癣连服 3 周。也可选服伊曲康唑、特比萘芬等抗真菌药。

(2)理发:理成光头,1 次/周。

(3)洗头:硫黄皂或 2% 酮康唑洗发剂洗头,1 次/日。

(4)搽药:选择外用 10% 硫黄软膏、2% 碘酊、1% 特比萘芬霜、1% 联苯苄唑霜等,2次/日。

（5）消毒：日常用的毛巾、枕巾、帽子应煮沸消毒，1次/周。

第二节 体癣和股癣

1. 病因 多由红色毛癣菌、须癣毛癣菌、犬小孢子菌等感染引起，传染性较强。

2. 临床表现 体癣好发于面部、躯干及四肢近端，典型皮损为红色环状，边缘隆起，由丘疹、丘疱疹、小水疱、鳞屑构成，中央趋于消退；股癣好发于腹股沟、臀部，皮损形态与体癣大致相同。有不同程度的瘙痒。刮取皮疹边缘处鳞屑直接镜检可找到菌丝。

3. 治疗 选择外用3%克霉唑霜、2%咪康唑霜、1%特比萘芬霜等。病情重者与外用抗真菌药配合，内服灰黄霉素、伊曲康唑、特比萘芬。

第三节 手癣和足癣

1. 病因 多由红色毛癣菌、须癣毛癣菌、絮状表皮癣菌等感染引起，有传染性。

2. 临床表现 常见于指（趾）间、指趾屈侧及掌跖。

（1）足癣：分三型：①浸渍糜烂型：趾缝间皮肤潮湿、浸软、变白，严重者基底部为红色糜烂面，伴瘙痒；②水疱型：趾间或足底针帽至粟粒大深在性水疱，可破溃或干涸形成鳞屑，伴瘙痒；③角化过度型：足底部片状角质增厚，皮纹粗糙，干燥脱屑，部分呈皲裂状，伴不同程度瘙痒。

（2）手癣：多由足癣传染到手部，发病多为一侧性，主要表现为角化型和水疱型，如夏季指部及或掌部出现深在性小水疱，伴有鳞屑；冬季则干燥、粗糙，重者局部皮肤增厚呈皲裂状，伴瘙痒。

刮取手足部皮损处鳞屑或疱壁直接镜检可找到菌丝。

3. 治疗 ①浸渍糜烂者先用3%~4%硼酸液浸泡，配合外用2%咪康唑霜、1%联苯苄唑霜等；②水疱或角化过度者选用复方苯甲酸酊或软膏、5%水杨酸软膏等。

病情重者配合外用药，短期选服伊曲康唑、特比萘芬等。

第四节 甲真菌病

1. 病因 主要由红色毛癣菌、须癣毛癣菌、絮状表皮癣菌感染引起，亦可见酵母菌或真菌引起者，有传染性。

2. 临床表现 可感染甲的一部分或全甲、甲下，侵及1个甲或多个甲，甚者全部指趾甲。患病甲板增厚、变形、变脆，表面无光泽，为灰白色或灰褐色，前缘呈虫蛀状或与甲床分离。慢性病程。临床分为：白色浅表型、远端侧位甲下型、近端甲下型及全甲毁损型四型。刮取病甲碎屑直接镜检，可找到菌丝或孢子。

3. 治疗

（1）内用药物治疗：伊曲康唑间歇冲击疗法，成人200毫克/次，2次/日，餐后口服，服1周停3周为一疗程，连续2~3个疗程。亦可服特比萘芬。

（2）外用药物治疗：先用小刀或指甲锉刮除、锉磨病甲，再涂30%醋酸液、3%~5%碘酊、5%~10%水杨酸软膏或咪唑类霜，1~2次/日，连续3~6个月，直至病甲除尽，新甲生长完整为止。亦可外用8%环吡酮胺、5%阿莫罗芬甲涂剂等。

第五节 花斑糠疹

1. 病因 糠秕马拉色菌。

2. 临床表现 常见于颈部、胸背部、腋下等皮脂丰富及多汗部位。皮疹为散在点片状淡褐色、黄褐色斑,表面有细小糠状鳞屑。病情减轻后转变成灰白色斑。一般无症状。刮取碎屑直接镜检,可见成簇、圆形、厚壁、宽芽颈孢子及粗短微弯有分隔的菌丝。

3. 全身治疗 选择外用10%硫黄软膏、2%咪康唑霜、1%特比萘芬霜等,皮疹广泛者配合外用药,短期选服伊曲康唑或氟康唑。

第六节 马拉色菌毛囊炎

1. 病因 马拉色菌。

2. 临床表现 好发于颈、前胸、肩背、腹等部位。皮损为对称分布的圆顶状红色毛囊丘疹,间有小脓疱,直径2～4mm,可挤出粉脂状物质为特征。

3. 治疗 应选择渗透性好的外用抗真菌药,如50%丙二醇、联苯苄唑溶液或霜,亦可辅以2%酮康唑洗剂或2.5%二硫化硒香波洗澡,较重者外用药物治疗效果不好时,可联合口服抗真菌药如伊曲康唑。

第七节 念珠菌病

1. 病因 主要由白念珠菌感染引起,有传染性。

2. 临床表现 浅部感染者侵及皮肤与黏膜,常见于腹股沟、腋窝、乳房下、甲沟、口腔、阴道、龟头等处;深部感染者引起消化道、呼吸道、肺部、泌尿道、心内膜、脑膜等内脏念珠菌病。皮疹为感染部位皮肤出现潮红、间有顶端圈状脱屑的红色丘疹、水疱、浸渍、糜烂;甲沟感染者表现为甲周皮肤红肿,伴疼痛;侵及黏膜者为红斑、糜烂,表面有凝乳状白膜;阴道感染者白带增多,黏稠或豆腐渣样,伴外阴瘙痒;龟头感染者局部潮红,散布针帽大红色丘疹或水疱,伴瘙痒。刮皮疹处鳞屑、疱壁、白膜直接镜检,可见大量卵圆形发芽孢子或假菌丝。

3. 治疗 选择口服伊曲康唑、氟康唑等抗真菌药。外用药物:①皮肤念珠菌病选择2%咪康唑霜、1%联苯苄唑霜等;②黏膜念珠菌病口腔感染者外涂制霉菌素液;感染阴道者,放置制霉菌素栓、克霉唑栓等。

第八节 孢子丝菌病

1. 病因 申克孢子丝菌。

2. 临床表现 好发于青壮年四肢,偶见于面部、躯干,罕有引起内脏感染者。皮疹:①皮肤淋巴管型:绿豆至蚕豆大暗红或皮色结节,可破溃或增殖成肉芽肿,并沿淋巴管向近心端成串出现3～5个新的皮疹;②局限性皮肤型:多呈结节、溃疡、疣状增殖、浸润性斑块,周围可有小病灶,但不沿淋巴管扩散;③皮肤播散型:散在红色结节、脓肿,渐破溃伴脓性分泌物,形成增殖性溃疡,刮取脓液或溃疡边缘坏死组织直接镜检,可见革兰阳性卵圆形或雪茄烟形孢子。

3. 治疗 口服 10% 碘化钾有特效,对其过敏者选服伊曲康唑、特比萘芬等。局部微波透热或温热疗法(43℃~45℃),溃破者,2% 碘化钾溶液外敷。

【练习题与参考答案】

一、练习题

（一）名词解释

1. 甲真菌病

3. 鹅口疮

2. 菌鞘

（二）选择题

1. 一般到青春期可以自愈的头癣是

    A. 黄癣   B. 白癣   C. 黑点癣

    D. 脓癣   E. 各种头癣都可以

2. 白癣的主要皮疹是

    A. 点、片状黄癣痂,基底糜烂

    B. 灰白色鳞屑斑,低位断发,呈黑点状外观

    C. 灰白色鳞屑斑,高位断发伴白色菌鞘

    D. 红色痛状肿块,可挤出脓液

    E. 弥漫性暗红斑,少量鳞屑,伴瘙痒

3. 体癣好发部位是

    A. 手部   B. 足部   C. 股部

    D. 臀部   E. 面部、躯干、四肢近端

4. 股癣主要临床特点是

    A. 腹股沟红色丘疹、丘疱疹、鳞屑,可呈弧形,伴瘙痒

    B. 会阴部皮肤苔藓样变、鳞屑,伴瘙痒

    C. 双侧阴囊浸润肥厚,伴瘙痒

    D. 阴囊及阴茎黄豆大结节,伴瘙痒

    E. 双侧腹股沟大片红斑,点片状糜烂,结淡褐色痂

5. 可诊断为足癣的改变是

    A. 双足背浸润肥厚,苔藓样变,伴瘙痒

    B. 双跖部弥漫性增厚、皲裂,伴疼痛

    C. 双跖部大片红斑、脓疱、屑痂,轻痒

    D. 趾缝间浸渍、糜烂、脱屑

    E. 右手第 2 指缝浸渍、糜烂

6. 甲真菌病典型临床表现是

    A. 甲脱落   B. 甲变薄

    C. 甲萎缩   D. 甲增厚、变形、变脆,表面无光泽

    E. 甲板点状凹陷

7. 与花斑糠疹无关的是

    A. 2%咪康唑霜　　　　　　B. 汗斑　　　　　　　C. 片状鳞屑

    D. 糠秕马拉色菌　　　　　　E. 夏季复发

8. 关于念珠菌性间擦疹,以下错误的是

    A. 间擦部位潮红、浸渍　　　　　　　　B. 间擦部位潮红、糜烂

    C. 间擦部位潮红、白膜　　　　　　　　D. 间擦部位潮红、小丘疹、小水疱

    E. 间擦部位增生性肿块伴溃疡

9. 与口腔念珠菌病无关的是

    A. 口腔黏膜潮红　　　　　　B. 口腔黏膜白膜　　　　C. 口腔黏膜水疱

    D. 制霉菌素有效　　　　　　E. 好发于新生儿

10. 孢子丝菌病首选口服药

    A. 碘化钾　　　　　　　　B. 制霉菌素　　　　　　C. 伊曲康唑

    D. 特比萘芬　　　　　　　E. 灰黄霉素

（三）问答题

1. 简述治疗头癣的方法。

2. 简述体癣的皮疹特点。

3. 简述甲真菌病甲板的主要变化。

二、练习题参考答案

（一）名词解释

1. 由皮肤癣菌、酵母菌、霉菌引起的甲板或甲下组织感染。

2. 白癣皮损中病发根部由菌丝与孢子包绕形成的灰白色鞘状物。

3. 亦称口腔念珠菌病,是白念珠菌感染口腔齿龈、颊部、上腭等处黏膜,形成凝乳状白膜的一种念珠菌病。

（二）选择题

1. B　2. C　3. E　4. A　5. D　6. D　7. C　8. E　9. C　10. A

（三）问答题

1. 灰黄霉素综合疗法,即服药、理发、洗头、搽药、消毒 5 种措施同时进行,疗程 6～8 周。

（1）服药:灰黄霉素,儿童 15～20mg/(kg·d),成人 0.6～0.8 克/日,分 3 次饭后服。白癣与黑点癣连服 2 周;黄癣与脓癣连服 3 周。也可选服伊曲康唑、特比萘芬等抗真菌药。

（2）理发:理成光头,1 次/周。理发工具应专用并消毒。理掉的毛发应烧掉或深埋。

（3）洗头:用硫黄香皂或 2%酮康唑洗发剂洗头,1 次/日。

（4）搽药:选择外用 5%～10%硫黄软膏、2%碘酊、3%克霉唑霜、1%特比萘芬霜、1%联苯苄唑霜、2%咪康唑霜等抗真菌药,2 次/日。

（5）消毒:患者的毛巾、枕巾、帽子、梳子等生活用具煮沸消毒,20 分钟/次,1 次/周。

脓癣脓肿处不宜切开排脓,可用 0.1%依沙吖啶液或 3%硼酸液湿敷。

2. 红色环状皮疹,边缘隆起,由丘疹、水疱、鳞屑构成,中央趋于消退。

3. 甲板变色呈灰白色或污褐色,增厚、变形、变脆,表面失去光泽,有点状凹陷或沟纹,前端呈虫蛀状或与甲床分离。

【实训指导】

一、实训目的

1. 掌握头癣、体癣和股癣、手癣和足癣、甲真菌病、花斑糠疹的真菌镜检与培养操作;头癣滤过紫外线灯检查操作。

2. 熟悉头癣、体癣和股癣、手癣和足癣、甲真菌病、花斑糠疹的真菌镜检与培养的临床意义;头癣滤过紫外线灯检查的临床意义。

3. 了解沙堡氏培养基的组成与作用、滤过紫外线灯的结构。

二、实训物品

滤过紫外线灯(Wood 灯)。

三、实训步骤

头癣滤过紫外线灯检查:在暗室内将患处置于 Wood 灯下直接照射,观察荧光类型。

四、原理及临床意义

头癣滤过紫外线灯检查:滤过紫外线是高压汞灯附加 Wood 滤玻片(含氧化镍的紫色石英玻璃)后发射出的波长为 320～400nm 的长波紫外线,在暗室中用这种光线照射某些皮损后可呈现特殊颜色的荧光,有助于某些皮肤病的诊断。可用于色素异常性皮肤病、感染性皮肤疾病及卟啉病等。白癣病发呈亮绿色荧光,黄癣呈暗绿色荧光,黑点癣无荧光,脓癣可有亮绿色荧光或无荧光。

头癣、体癣和股癣、手癣和足癣、甲真菌病、花斑糠疹的真菌镜检与培养参见第二章"实训指导"

(刘仲杰)

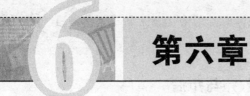

第六章

细菌性皮肤病

【内容要点】

第一节 脓 疱 疮

1. 病因 主要为金黄色葡萄球菌,其次是乙型溶血型链球菌,或两者混合感染。

2. 临床表现 常见于儿童,好发于暴露部位,尤以面部、四肢常见,夏秋季节多见。

(1)寻常型脓疱疮:皮损为脓疱,脓液浑浊,疱壁薄易破,周围有明显红晕,脓疱破后露出糜烂面,脓液干涸形成蜜黄色或灰黄色厚痂,周围常有卫星灶,瘙痒。严重者可引起败血症或急性肾小球肾炎。

(2)大疱型脓疱疮:皮损为大脓疱,疱液黄色,疱壁先紧张后松弛,脓液沉积于疱底呈半月形,疱壁薄,破后形成糜烂,干涸结痂。

(3)新生儿脓疱疮:大疱型脓疱疮的一种异型。起病快,传染性强。出生后数日发病,开始为豌豆至蚕豆大的水疱或脓疱,疱壁紧张,后松弛易破裂,疱液初起清亮,后迅速变浑浊,形成红色糜烂面。很快蔓延至全身,可伴高热等全身中毒症状,如不及时治疗可危及生命。

(4)深脓疱疮:好发于下肢,皮损为脓疱,脓疱破溃后形成深溃疡,边缘陡峭红肿,基底有坏死组织及增生的肉芽组织,表面为蛎壳状褐色痂,疼痛。

3. 治疗

(1)内用药物治疗:选择头孢类等金黄色葡萄球菌敏感抗生素,必要时进行药敏试验。

(2)外用药物治疗:以消炎、杀菌、清洁、收敛、去痂为原则。先抽疱液,脓疱破溃者用1:5000~1:8000高锰酸钾溶液或0.1%黄连素溶液、马齿苋煎剂清洗、湿敷,干燥后外用抗生素软膏。深部脓疱疮应每日清洁换药1次。

第二节 金黄色葡萄球菌性烫伤样皮肤综合征

1. 病因 凝固酶阳性噬菌体Ⅱ组71型金黄色葡萄球菌及其产生的表皮松解毒素。

2. 临床表现 常见于婴幼儿,可累及全身。在红斑基础上出现松弛性大疱,呈烫伤样伴明显触痛,Nikolsky征阳性;手足皮肤呈手套、袜套样剥脱,口周痂皮脱落留有放射状皲裂。病程1~2周。

3. 治疗 内用药物选择金黄色葡萄球菌敏感的抗生素。加强全身支持疗法。外用药物治疗:皮肤损害按Ⅱ度烫伤护理,外用0.1%依沙吖啶溶液、0.5%新霉素溶液、1:8000的高锰酸钾液湿敷。

第三节 毛囊炎、疖与疖病

1. 病因 主要是金黄色葡萄球菌,其次是白色葡萄球菌。

2. 临床表现 毛囊炎多见于成年男性,好发于头皮、项背部、四肢、会阴及臀部等多毛部位。疖好发于头、面、颈项、背部及臀部,常为单发。

毛囊炎为毛囊性炎症性小丘疹或小脓疱,中心有毛发贯穿,疼痛,细菌培养阳性。疖为炎症浸润较深的圆锥形红色结节,中心有脓栓,疼痛明显,破溃后排出脓液。如疖的数目较多或反复发生则称为疖病。特殊型毛囊炎有秃发性毛囊炎、颈部硬结性毛囊炎、穿凿性脓肿性毛囊周围炎等。

3. 治疗 内用药物治疗选用敏感抗生素;疖病可用自家疫苗或多价疫苗、丙种球蛋白;局部治疗以消炎、杀菌为原则,可外用2%莫匹罗星软膏、夫西地酸软膏等,已化脓的疖应切开排脓,局部以凡士林油纱条引流,面部的疖肿切忌挤压以免引起颅内感染。

第四节 丹 毒

1. 病因 溶血型链球菌。

2. 临床表现 好发于小腿、足背及头面部。皮损为水肿性红斑,边界清楚,表面紧张发亮伴灼热感,迅速向周围扩大,疼痛及压痛明显。特殊型:皮损反复发生者称为复发性丹毒;皮损处有水疱或脓疱者称为水疱性或脓疱性丹毒;在小腿引起慢性淋巴水肿者称为象皮腿。

3. 治疗 内用药物选用敏感抗生素,以青霉素为首选,体温恢复正常后仍需用药2周左右。外用药物选用2%莫匹罗星、夫西地酸等抗生素软膏;局部有水疱渗出者可抽出疱液后用0.1%乳酸依沙吖啶或马齿苋煎液冷湿敷。

第五节 麻 风

1. 病因与传播途径 麻风杆菌,由飞沫通过呼吸道及密切接触传播。

2. 临床表现 好发于面部、肩部、臀部、四肢等摩擦部位。根据免疫力由强到弱、细菌数由少到多、麻风菌素试验由强到弱将麻风分为5级:结核样型、界线类偏结核样型、中间界线类、界线类偏瘤型和瘤型。为方便治疗上述分类法简化为多菌型(包括中间界线类、界线类偏瘤型和瘤型)和少菌型(包括未定类、结核样型、界线类偏结核样型)。

(1)结核样型:边缘清楚的红色斑块,数目少,不对称,多发生在面部、肩部、臀部、四肢等摩擦部位。皮损区浅感觉障碍,闭汗,毳毛脱落。周围浅神经粗大。查菌阴性,病理变化为结核样肉芽肿。

(2)瘤型:边缘不清的淡红色或暗红色深在性浸润斑块或坚硬的结节,皮疹数目多,分布对称而广泛,多发生于面部、四肢伸面、躯干等处,在面部可形成"狮面"。神经症状可逐渐加重,除感觉障碍外可出现运动障碍和畸形。晚期可出现面瘫、垂足、鹰爪,眉毛早期稀疏。查菌强阳性,病理变化为泡沫细胞肉芽肿。

其他型如界线类偏结核样型、中间界线类、界线类偏瘤型临床表现介于结核样型和瘤型之间。

3. 治疗 主要是内用药物治疗。①多菌型麻风：利福平 600mg，每月 1 次；氯法齐明 300mg，每月 1 次，或 50 毫克/日；氨苯砜 100mg，1 次/日。疗程至少两年。②少菌型麻风：利福平 600mg，每月 1 次；氨苯砜 100 毫克/日。疗程 6 个月。

第六节 皮肤结核

1. 病因 结核杆菌。

2. 临床表现

（1）寻常狼疮：好发于面部，其次是颈、臀部和四肢，典型皮损为红褐色豌豆大狼疮结节，基底浸润显著，略隆起呈半透明状，用探针按压易穿破。玻片压诊结节呈褐黄色。狼疮结节增多、增大相互融合成大的浸润性斑块，可破溃形成溃疡。在漫长的病程中新旧皮损共存，常致组织毁损而毁容。

（2）疣状皮肤结核：好发于暴露部位如指背、手背、前臂及臀部等处，初为暗红色坚硬丘疹，逐渐发展成小结节并融合成斑块，皮损向周围扩展，中央形成萎缩性瘢痕，边缘呈疣状隆起，外围有红晕，此称"三廓现象"。

（3）瘰疬性皮肤结核：好发于颈部、腋下、腹股沟等处，初为多数皮下结节，后与皮肤粘连，结节软化破溃形成边缘不整齐较深的溃疡或瘘管，排出干酪样稀薄的脓液，经数月后痊愈，愈后留有条索状或桥状瘢痕。

（4）硬红斑：好发于小腿屈侧的中下部，指头大坚硬皮下结节，有微痛，数目不定，结节逐渐增大，与皮肤粘连，表面呈暗红色或紫红色，边界不清，浸润明显，局部有触痛、胀痛及烧灼感，结节经数月自行吸收而消失，或软化破溃形成溃疡。

（5）丘疹坏死性结核疹：好发于四肢伸面，初为粟粒大、淡红色丘疹渐发展至绿豆至黄豆大暗红色丘疹，中央坏死，表面结有干涸的黑痂，去痂后可见小溃疡，愈后留有萎缩性瘢痕。

3. 治疗 抗结核药联合化疗，疗程半年以上。①异烟肼：100 毫克/次，3 次/日；②链霉素：0.5 克/次，2 次/日，肌肉注射，与异烟肼联合应用 2～6 个月；③利福平 450～600 毫克/日，早餐前 1 小时顿服；④乙胺丁醇 15～25mg/（kg·d）。

局部可用电烙或冷冻等治疗，寻常狼疮及疣状皮肤结核可在局麻下分批行搔刮术。

【练习题与参考答案】

一、练习题

（一）名词解释

1. 金黄色葡萄球菌性烫伤样皮肤综合征   3. 麻风反应

2. 秃发性毛囊炎   4."三廓现象"

（二）选择题

1. 金黄色葡萄球菌性烫伤样皮肤综合征由何种病原体感染引起

  A. 金黄色葡萄球菌   B. 溶血型链球菌   C. 表皮葡萄球菌

    D. 大肠杆菌   E. 念珠菌

2. 可出现尼氏症阳性的感染性皮肤病是

    A. 金黄色葡萄球菌性烫伤样皮肤综合征   B. 脓疱疮

    C. 毛囊炎   D. 丹毒

    E. 蜂窝织炎

3. 下列哪个疾病反复发作可引起象皮腿

    A. 足癣   B. 脓疱疮   C. 毛囊炎

    D. 丹毒   E. 蜂窝织炎

4. 可引起毛发脱落的感染性皮肤病有

    A. 脓疱疮   B. 秃发性毛囊炎   C. 糠秕孢子菌毛囊炎

    D. 疖   E. 斑秃

5. 下列感染性皮肤病中能引起凹陷性水肿的是

    A. 足癣   B. 脓疱疮   C. 毛囊炎

    D. 丹毒   E. 蜂窝织炎

6. 脓疱疮的临床分型

    A. 4 型   B. 5 型   C. 6 型

    D. 3 型   E. 2 型

7. 患儿,男性,4 岁。于夏季在面部发生半月形坠积状脓疱。无全身症状。该病的诊断为：

    A. 大疱型脓疱疮   B. 天疱疮   C. 水痘

    D. 天花   E. 下疳样脓皮病

8. 患儿,男性,出生后 5 周。突然发热,同时面部出现红斑,后迅速蔓延至全身,在红斑基础上出现松弛性大疱,呈烫伤样伴明显触痛,Nikolsky 征阳性；手足皮肤呈手套、袜套样剥脱,口周痂皮脱落留有放射状皲裂。血常规检查血白细胞升高,中性粒细胞增高,疱液培养无细菌生长,血培养阴性。正确诊断为：

    A. 金黄色葡萄球菌性烫伤样皮肤综合征   B. 麻疹

    C. 猩红热   D. 红皮病

    E. 脓疱疮

9. 患者,男性,24 岁。急性起病,先有畏寒、发热、头痛、恶心、呕吐等先驱症状,继而小腿出现水肿性红斑,边界清楚,表面紧张发亮伴灼热感,迅速向周围扩大,疼痛及压痛明显,血液白细胞总数及中性粒细胞增高。正确诊断为：

    A. 足癣   B. 脓疱疮   C. 毛囊炎

    D. 丹毒   E. 蜂窝织炎

10. 患者,女性,20 岁。无明显诱因于右小腿屈侧的中下部出现 2 个指头大皮下坚硬结节,有微痛,结节逐渐增大,与皮肤粘连,表面呈暗红色或紫红色,边界不清,浸润明显,局部有触痛、胀痛及烧灼感,3 个月后结节自行吸收而消失,局部留有色素沉着。无全身症状,结核菌素试验阳性,正确诊断为：

    A. 结节性红斑   B. 硬红斑   C. 结节性血管炎

    D. 变应性血管炎   E. 风湿结节

（三）问答题

1. 简述寻常型脓疱疮的临床表现。

2. 简述丹毒与蜂窝织炎的鉴别要点。

3. 临床上如何鉴别细菌性毛囊炎与糠秕孢子菌毛囊炎？

二、练习题参考答案

（一）名词解释

1. 凝固酶阳性噬菌体Ⅱ组71型金黄色葡萄球菌及其产生的表皮松解毒素导致，多发生于儿童，表现为全身红斑基础上出现松弛性大疱，呈烫伤样伴明显触痛，Nikolsky征阳性；手足皮肤呈手套、袜套样剥脱，口周痂皮脱落留有放射状皲裂。

2. 毛囊炎发生于头皮，炎症浸润明显，侵犯较深，毛发脱落，愈后形成瘢痕者称秃发性毛囊炎。

3. 在麻风病的慢性过程中突然发生症状活跃、症状加重伴恶寒、发热等全身症状，称为麻风反应。常由外伤、药物、预防接种、劳累、酗酒、气候、精神因素、月经不调、妊娠等诱发。麻风反应可分两型：细胞免疫型和体液免疫型。

4. 在疣状皮肤结核中，在感染处出现暗红色坚硬的丘疹，逐渐隆起发展成小结节，结节向周围扩展，中央形成萎缩性瘢痕，边缘呈疣状隆起，外围有红晕，此现象称"三廓现象"。

（二）选择题

1. A　2. A　3. D　4. B　5. E　6. A　7. A　8. A　9. D　10. B

（三）问答题

1. 常见于儿童，好发于暴露部位，尤以面部、四肢常见，夏秋季节多见。皮损初期为红斑、丘疹，迅速发展为脓疱，脓液浑浊，疱壁薄易破，周围有明显红晕，脓疱破后露出糜烂面，脓液干涸形成蜜黄色或灰黄色厚痂，周围常有卫星灶，瘙痒。严重者可引起败血症或急性肾小球肾炎。

2. 丹毒与蜂窝织炎鉴别要点见下表：

	丹毒	蜂窝织炎
发病机制	溶血型链球菌感染	溶血型链球菌和金葡菌感染
发疹情况	水肿性红斑，边界清楚，表面紧张发亮伴灼热感，迅速向周围扩大，疼痛及压痛明显	为边界不清的深在性浸润性红斑，明显凹陷性水肿，中央红肿最著
破溃	一般不破溃	可破溃
部位	足背、小腿、面部	四肢、面部、外阴和肛门

3. 细菌性毛囊炎为毛囊性炎症性小丘疹或小脓疱，中心有毛发贯穿，疼痛，细菌培养阳性。糠秕孢子菌毛囊炎为发生于胸背部或颈部的绿豆大小圆顶状红色毛囊丘疹，间有毛囊性小脓疱，周边有红晕，可挤出粉脂状物质，多对称分布，皮疹不融合，症状轻微，细菌培养阴性，鳞屑镜检可见圆形孢子和短菌丝。

【实训指导】

一、实训目的

1. 掌握脓疱疮湿敷的操作及临床意义(参见第三章实训指导)。
2. 熟悉疖切开引流术的操作、临床意义及注意事项。
3. 了解麻风杆菌检查的操作、临床意义及注意事项。

二、实训物品

1. 疖切开引流术 碘伏、医用棉签、生理盐水、75%酒精、1%~2%利多卡因、清创包、盐水纱条、凡士林油纱条、胶管。
2. 麻风杆菌检查 医用棉签、75%酒精、1%~2%利多卡因、手术刀、抗酸染色试剂、玻片、酒精灯、显微镜。

三、实训步骤

1. 疖切开引流术
(1)消毒手术区域,铺手术巾。
(2)选择适当的麻醉方式麻醉。
(3)在脓肿波动最明显处切开一小口,用止血钳插入脓腔扩大创口,排出脓液。再用食指伸入脓腔内探查,若有纤维间隔,应予以剥开,确保引流通畅。
(4)排出脓液后,可用生理盐水冲洗脓腔,根据脓腔位置、大小、脓液多少选用引流物:盐水纱条、凡士林油纱条、胶管等,将引流物置于脓腔底,引流物末端位于切口外,覆盖辅料,包扎伤口。
2. 麻风杆菌检查
(1)取材部位:皮损、眶上、耳垂、下颌、额部、颧部等。
(2)取材部位酒精消毒后,左手拇指与食指捏紧皮肤,使皮肤苍白,右手持消毒小尖刀,在捏紧的皮肤上切开一长约5mm、深约2mm的切口,用刀尖刮取切口底部组织液在玻片上涂成一直径约5mm圆形薄膜。
(3)干燥固定后抗酸染色,镜检。
(4)细菌计数法:1+,100个视野内有1~10条菌;2+,每10个视野内有1~10条菌;3+,平均每个视野内有1~10条菌;4+,平均每个视野内有10~100条菌;5+,平均每个视野内有100~1000条菌;6+,平均每个视野内有1000条以上麻风杆菌并有大量菌团。

四、临床意义及注意事项

1. 疖切开引流术 疖成熟形成脓肿后才能切开排脓。浅表脓肿触之有波动感,肌层或深部组织脓肿常需穿刺证实。切开引流可促进脓液排泄,促进炎症消散,减少毒素吸收引起的全身中毒症状。排脓切口要足够大,尽量选在脓肿的低位,脓腔间隔要分开。脓腔切开时不要损伤脓腔后壁,有出血时,根据需要予以结扎止血。
2. 麻风杆菌检查 麻风杆菌检查对于麻风的诊断、分型、观察疗效和复发以及实施联合治疗等有重要意义。麻风杆菌检查阳性是确诊麻风的依据。少菌型麻风可能查菌阴性，因此查菌阴性不能简单地否定麻风，要结合临床及其他的辅助检查全面判断。

麻风患者，尤其是瘤型麻风的皮肤黏膜内常含有麻风杆菌，抗酸染色阳性，凡疑为麻风或确诊麻风者均应查菌。常规取材部位为双侧眶上、耳垂及下颌，多菌型患者应查 6 个部位，少菌型可查 5 个部位，此外还应取 2~3 处活动性皮损。黏膜取材以鼻黏膜为主，先用生理盐水清洁鼻腔，再用鼻拭子用力擦拭鼻黏膜后涂片。取材和涂膜过程中不可混合血液。

（孔祥明）

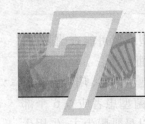

第七章

动物性皮肤病

【内容要点】

动物性皮肤病由节肢动物的直接叮咬或寄生、毒性刺激、变态反应、异物反应等引起,并有一定的季节性及好发人群,皮肤损害及好发部位各有特点。

第一节 疥 疮

1. 病因 由疥螨引起的接触性传染性皮肤病,主要通过同卧一床、握手等直接接触传播,也可通过被污染的被褥、衣物等间接传播。

2. 临床表现 多见于冬季,传染性强,极易在集体或家庭中流行。好发于皮肤薄嫩皱褶处,以针头大小丘疹、丘疱疹、水疱、隧道及结节,伴夜间奇痒为特征。

3. 治疗 可外用杀虫剂,以10%~20%硫黄软膏(婴幼儿用5%)为主。

第二节 虱 病

1. 病因 虱病是由虱叮咬皮肤所致的皮肤病。

2. 临床表现 分为头虱、体虱和阴虱,皮损为红斑、丘疹、风团等,伴瘙痒,常可在头发、内衣、被褥、阴毛处发现虱成虫或虫卵。

3. 治疗 以灭虱及灭卵为主,头虱可外用50%百部酊或25%苯甲酸苄酯乳膏;阴虱可外用1%γ-666霜、10%硫黄软膏、0.3%除虫菊酯及25%苯甲酸苄酯乳膏灭虱。衣物可煮烫消毒杀死残存虱及卵。

第三节 毛虫皮炎

1. 病因 是由毛虫的毒毛或刺毛刺伤皮肤后引起的皮肤病。

2. 临床表现 好发于夏、秋季节,干燥、大风天气进行室外活动的人群易发病。为水肿性红斑或斑丘疹、风团样损害,皮疹处可找到毒毛。剧痒。

3. 治疗 以拔除毒毛、消炎、止痒为主,反复多次用胶布粘贴去除皮损处的毒毛,接触部位立即用肥皂、草木灰等碱性溶液清洗,外搽1%薄荷炉甘石洗剂。皮损广泛、瘙痒严重者可内服抗组胺药物或糖皮质激素。

第四节 隐翅虫皮炎

1. 病因　是由皮肤接触隐翅虫体内强酸性毒液引起的原发刺激性接触性皮炎。

2. 临床表现　隐翅虫有趋光性,夏秋季节活跃。皮损发生于面、颈等暴露部位,为条状、片状或点簇状水肿性红斑,其上密集针头大小的丘疹、水疱或脓疱,严重者皮损中央可呈灰褐色表皮坏死。瘙痒、灼热和灼痛。

3. 治疗　本病重在预防,治疗以对症处理为主,接触部位尽早用肥皂水清洗,皮损无糜烂、渗出时可外搽 1% 薄荷炉甘石洗剂或糖皮质激素霜剂,红肿明显或有糜烂时可用 1%~2% 明矾液、1:5000~1:8000 高锰酸钾溶液、5% 碳酸氢钠溶液或 0.1% 依沙吖啶溶液冷湿敷,严重者酌情内用糖皮质激素。

【练习题及参考答案】

一、练习题

(一)名词解释

1. 疥疮结节　　　　　　　　2. 疥疮隧道

(二)选择题

1. 疥疮的好发部位是

    A. 四肢伸面　　　　　B. 躯干部　　　　　C. 头面部

    D. 腔口部位　　　　　E. 皮肤薄嫩处

2. 具有趋光性的小动物是

    A. 疥螨　　　　　　　B. 人虱　　　　　　C. 隐翅虫

    D. 毛虫　　　　　　　E. 臭虫

3. 疥疮的特征性皮损为

    A. 疥疮结节　　　　　B. 丘疹　　　　　　C. 丘疱疹

    D. 水疱　　　　　　　E. 抓痕

4. 关于虱病以下哪项不正确

    A. 阴虱可通过性传播　　　　　　B. 阴虱叮咬皮肤可引起传染性软疣

    C. 叮咬后可引起皮肤青斑　　　　D. 阴毛上可发现虱成虫和虱卵

    E. 内裤有点状污褐色血迹

5. 疥疮结节可以外用

    A. 阿昔洛韦软膏　　　B. 红霉素软膏　　　C. 激素类软膏

    D. 炉甘石洗剂　　　　E. 肥皂水

6. 疥疮的基本损害不包括

    A. 丘疹　　　　　　　B. 隧道　　　　　　C. 丘疱疹

    D. 结节　　　　　　　E. 囊肿

7. 疥疮一般不累及

    A. 指缝　　　　　　　B. 面部　　　　　　C. 脐周

    D. 腹股沟　　　　　　E. 外生殖器

8. 隐翅虫皮炎是由于皮肤接触虫体内的
  A. 唾液   B. 强酸性毒液   C. 强碱性毒液
  D. 弱酸性毒液   E. 弱碱性毒液

9. 毛虫皮炎主要是由下列哪项引起
  A. 毛虫唾液   B. 毛虫的叮咬   C. 毒毛
  D. 毛虫毒毛内毒液   E. 以上都不是

10. 下列哪项的皮损中央可有灰褐色坏死
  A. 隐翅虫皮炎   B. 毛虫皮炎   C. 疥疮
  D. 阴虱病   E. 以上都不是

11. 一货车驾驶员,近一月来皮肤瘙痒,影响睡眠,体检见指缝、肘窝、腰腹、大腿内侧散在小丘疹、丘疱疹及结痂,阴囊可见豆大结节,诊断可能是
  A. 瘙痒症   B. 虱病   C. 疥疮
  D. 虫咬皮炎   E. 过敏性皮炎

12. 某职校学生在毕业前夕举行联欢晚会,夜间露营,次日几名学生的面颈及肩背部出现条状红斑、水疱,灼痛,可能的诊断是
  A. 接触性皮炎   B. 丹毒   C. 带状疱疹
  D. 隐翅虫皮炎   E. 以上均不是

13. 一中学生夏季郊游后,其肩颈部出现点、片状风团样皮疹,皮疹中央有一毒毛,自觉瘙痒、灼痛,可能的病因是
  A. 毛虫毒毛   B. 黄蜂   C. 隐翅虫
  D. 虱   E. 蠓

（三）问答题

1. 简述硫黄软膏治疗疥疮的方法。

2. 简述毛虫皮炎的临床表现。

二、练习题参考答案

（一）名词解释

1. 发生在阴囊、阴茎、大阴唇等处,为绿豆至豌豆大小的暗红色结节,是疥螨引起的异物反应所致,为疥疮的特征性皮损。

2. 在疥疮患者的皮损区,有一种灰白色或肤色,数毫米微隆起的线状损害,即隧道,其末端常有丘疹或水疱。它是雌疥虫的隐居处,也是疥疮的特征性皮损。

（二）选择题

1. E   2. C   3. A   4. B   5. C   6. E   7. B   8. B   9. D   10. A   11. C   12. D   13. A

（三）问答题

1. 先用热水和肥皂洗澡,然后搽 10%~25% 硫黄软膏(婴幼儿用 5%),自颈部以下搽遍全身,1~2 次/日,连续 3 日为 1 疗程。搽药期间不洗澡,不更衣,第 4 天洗澡更衣,并将污染的衣服、床单、被罩消毒。不能煮烫的物品用塑料袋包扎放置 1 周以上,待疥螨饿死后清洗。

2. 先有剧痒,皮疹为绿豆至黄豆大小的水肿性红斑或斑丘疹,中央常有一较针头略大的黑色或红色毒毛刺伤痕迹。部分患者可出现丘疱疹、风团样损害。皮疹可数个、数十个、数百个不等,成批出现,分布于颈、肩、上胸部及四肢屈侧。剧痒,入睡前尤甚。病程 1 周左右。

【实训指导】

一、实训目的

掌握疥螨检查的操作及临床意义。

二、实训物品

消毒针头、玻片、手术刀、酒精灯、生理盐水、10％氢氧化钾溶液、显微镜。

三、实训步骤

选择指缝、手腕屈侧等处未经搔抓的丘疱疹、水疱、隧道等皮损，用消毒针头挑出隧道盲端灰白色小点置于玻片上；或用蘸有矿物油的消毒手术刀轻刮皮损，把刮取物置于玻片上，滴一滴生理盐水或10％氢氧化钾溶液镜检。

四、临床意义

低倍镜下见到疥螨或虫卵可确诊疥疮。

（段昕所）

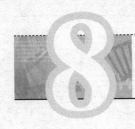

第八章

性传播疾病

【内容要点】

性传播性疾病是指主要通过性行为、类似性行为传播的传染性疾病,主要发生在泌尿生殖器部位,可侵犯其所属的淋巴结,甚至通过血行播散侵犯全身重要组织、器官。传播途径主要是性行为、类似性行为,也可通过非性行为直接接触、间接接触、血液及其制品、胎盘、产道、母乳喂养等途径传播。

第一节 梅 毒

1. 病因及传播途径 病因为梅毒螺旋体,主要通过性行为、胎盘传播。

2. 分类与分期 根据传播途径,可分为获得性(后天)梅毒和胎传性(先天)梅毒,后天梅毒又可根据病程分为早期梅毒(病程在 2 年以内)和晚期梅毒(病程在 2 年以上),一期和二期梅毒为早期梅毒,三期梅毒为晚期梅毒。

3. 临床表现

(1)获得性一期梅毒:潜伏期 2~4 周,皮损为硬下疳。好发于生殖器部位,男性多在阴茎包皮、冠状沟、系带或龟头上,女性多在大小阴唇或子宫颈上。硬下疳出现 1~2 周后,可出现一侧腹股沟或患处附近淋巴结肿大。

(2)获得性二期梅毒:皮损呈多形性,有斑疹、丘疹、脓疱、扁平湿疣等,约 1/3 的梅毒患者可发生黏膜损害,可累及骨、关节、眼、中枢神经系统及内脏等。皮损多对称泛发,传染性强、破坏性小。梅毒性玫瑰疹、掌跖部领圈样脱屑的斑疹、斑丘疹及扁平湿疣具有特征性。

未经治疗或治疗不当的二期梅毒经过 2~3 个月后可自行消退。若在 1~2 年内又重新出现损害,称为二期复发梅毒。

(3)获得性三期梅毒:皮肤黏膜损害为结节性梅毒疹、树胶肿、近关节结节,侵犯心血管及中枢神经系统,引起心血管梅毒、神经梅毒等。数目少,分布不对称,破坏性大。

(4)早期胎传性梅毒(<2 岁):可出现营养不良、发育迟缓及二期梅毒皮肤黏膜、骨、中枢神经系统、内脏等损害。

(5)晚期胎传性梅毒(>2 岁):侵犯骨、关节、神经系统、眼等,标志性损害为哈钦森牙、桑葚齿、胸锁关节增厚征、间质性角膜炎、神经性耳聋。

4. 辅助检查 暗视野显微镜检查对早期梅毒具有诊断价值,血清学检查包括用于梅毒筛选的非梅毒螺旋体抗原血清试验及用于确诊的梅毒螺旋体抗原血清试验,前者还用于观察疗效、判断复发和再感染。

5. 治疗　原则是及时治疗、及早治疗,正规、足量、足疗程,青霉素为首选药物,治疗后要经过足够的时间追踪观察。

(1)早期梅毒、晚期梅毒及二期复发梅毒:可选用普鲁卡因青霉素、苄星青霉素等青霉素类药物。青霉素过敏者用四环素、红霉素或多西环素。早期梅毒随访2年,第一年每3个月复查1次,以后每半年复查1次。晚期梅毒及二期复发梅毒随访2~3年。

(2)心血管梅毒:不用苄星青霉素。为防止吉-海反应,先用水剂青霉素治疗3天,第4天起用普鲁卡因青霉素。青霉素过敏者用四环素、红霉素。随访3年。

(3)神经梅毒:水剂青霉素连续10天,继以苄星青霉素;普鲁卡因青霉素,同时口服丙磺舒,接着可用苄星青霉素。青霉素过敏者用四环素。随访3年。

(4)孕妇梅毒:普鲁卡因青霉素。青霉素过敏者用红霉素(禁用四环素),所生婴儿应该用青霉素补治。随访3年。

(5)胎传性梅毒:水剂青霉素、普鲁卡因青霉素。青霉素过敏者用红霉素,儿童禁用四环素。随访3年。

第二节　淋　病

1. 病因及传播途径　病因为淋病奈瑟菌(淋球菌),主要通过性交传播,极少数通过污染的衣裤、床上用品、毛巾、浴盆、马桶等间接传播,亦可通过产道传播。

2. 临床表现

(1)男性淋病　主要表现为急性尿道炎,尿道口红肿,有浆液或脓性分泌物,尿道内有瘙痒或灼热感,排尿时疼痛,有程度不等的尿急、尿频感。淋菌性尿道炎反复发作形成瘢痕,引起尿道狭窄。感染蔓延可引起前列腺炎、精囊炎、输精管炎和附睾炎。输精管阻塞可导致不育。

(2)女性淋病　好发于宫颈、尿道,表现为淋菌性宫颈炎、尿道炎及尿道旁腺炎。淋菌性宫颈炎表现为阴道分泌物异常或增多,外阴和阴道内刺痒及烧灼感,偶有下腹部坠痛、隐痛及腰痛;宫颈不同程度红肿、糜烂、触痛和大量黏稠黄绿色脓性分泌物。淋菌性尿道炎、尿道旁腺炎表现为尿频、尿急、尿痛及烧灼感,尿道口红肿、排出脓性分泌物。前庭大腺炎表现为腺体开口处红肿、疼痛,严重者形成脓肿。可并发盆腔炎、子宫内膜炎、输卵管炎、盆腔腹膜炎及肝周围炎等。因炎症后输卵管阻塞可继发不孕或宫外孕。

此外,可有淋菌性肛门直肠炎、淋菌性咽炎、淋菌性结膜炎等。播散性淋病极少见。

3. 治疗　应遵循及时、足量、规则用药的原则,根据不同的病情采用相应的治疗方案。

淋菌性尿道炎、宫颈炎、直肠炎可选用头孢曲松、大观霉素、环丙沙星、氧氟沙星、头孢噻肟。

其他类型淋病可选用头孢曲松、大观霉素。孕妇禁用氟喹诺酮类和四环素类药物。

第三节　生殖道衣原体感染

1. 病因及传播途径　病因为沙眼衣原体,主要经性行为特别是性交传播。

2. 临床表现　男性有尿道刺痒、刺痛或烧灼感,少数有尿频、尿痛;尿道口轻度红肿,尿道有分泌物,浆液或黏液脓性,稀薄,量少,可挤出少量脓液,晨起时尿道口常有少量分泌物或痂膜,并发症有附睾炎、前列腺炎、Reiter 综合征。

女性主要累及宫颈,表现为白带增多、色黄,有时有腥味,子宫颈红肿、糜烂,有接触性出血。少数患者出现尿道炎,表现为尿道灼热、尿频、排尿困难、轻度尿痛,尿道口轻度红、肿,有少量分泌物。并发症有盆腔炎、前庭大腺炎、输卵管炎、子宫内膜炎、宫外孕、不育症,甚至肝周围炎等。

生殖道衣原体感染可引起直肠炎、咽部感染、新生儿结膜炎、肺炎。

3. 治疗　早期、足量、足疗程治疗。选择喹诺酮类、四环素类、大环内酯类抗生素,孕妇禁用四环素类及喹诺酮类,可用红霉素、阿奇霉素。

第四节　尖锐湿疣

1. 病因及传播途径　病因为人类乳头瘤病毒,主要是 HPV-6、11、16、18 型,主要通过性行为传播,少部分可通过非性行为直接或间接接触传染。

2. 临床表现　皮损为柔软淡红色丘疹,可融合成乳头状、菜花状或鸡冠状赘生物,易发生糜烂、渗出、出血,可有痒感、灼痛和恶臭。男性好发于阴茎、龟头、冠状沟、包皮系带、尿道口,同性恋者好发于肛门、直肠,女性好发于大小阴唇、阴蒂、阴道口、阴道、尿道、宫颈、会阴等处,口淫者可发生于口腔。

3. 治疗

(1)外用药物治疗:0.5% 足叶草毒素酊(0.5% 鬼臼毒素酊)、10%～25% 足叶草酯酊、50% 三氯醋酸溶液、5%～10% 5-氟尿嘧啶软膏、5% 咪喹莫特霜。

(2)物理疗法:激光治疗、冷冻治疗、电凝或电灼治疗。

(3)手术治疗:适用于单发或巨大尖锐湿疣。

(4)光动力疗法:适用于尿道口、阴道壁等特殊部位的治疗

(5)治疗后复发或疣体直径较大、数目较多者,可试用干扰素皮损内注射,以增强疗效、减少复发。

第五节　生殖器疱疹

1. 病因及传播途径　病因为单纯疱疹病毒,大多数通过性行为传播,亦可通过胎盘及产道传染。

2. 临床表现

(1)原发性生殖器疱疹:主要表现为外生殖器或肛门周围有群集性或散在性水疱、糜烂、溃疡,疼痛,可有发热、头痛、乏力等全身症状。

(2)复发性生殖器疱疹:皮损类似于原发性生殖器疱疹,但病情较轻,病程较短。

(3)亚临床型生殖器疱疹:缺乏典型临床表现,是生殖器疱疹主要传染源,不典型皮损可表现为生殖器部位的微小裂隙、溃疡等。

妊娠期生殖器疱疹可造成胎儿宫内发育迟缓、流产、早产甚至死产。

3. 治疗

(1)内用药物治疗:可用阿昔洛韦、伐昔洛韦、泛昔洛韦等。复发性生殖器疱疹最好在

出现前驱症状或皮损出现 24 小时内开始治疗。频繁复发(1 年复发 6 次以上)者,用药时间延长。严重感染可用阿昔洛韦静脉注射。

(2)外用药物治疗:可外涂 3% 阿昔洛韦霜、1% 喷昔洛韦乳膏、酞丁胺霜等。

第六节　艾　滋　病

1. 病因及传播途径　病因为人类免疫缺陷病毒,主要通过性行为、血液及其制品、胎盘传播。

2. 临床表现

(1)急性感染期:可出现发热、全身不适、头痛、咽痛、厌食、恶心、肌痛、关节痛和淋巴结肿大等表现,在血清中可检出 HIV 及 p24 抗原,CD8$^+$T 细胞升高导致 CD4/CD8 比例倒置,可有血小板减少。

(2)无症状感染期:无症状,但血清中能检出 HIV、HIV 核心蛋白和包膜蛋白的抗体,少数有持续性全身淋巴结肿大。

(3)艾滋病期:①全身性症状:发热、乏力、盗汗、厌食、体重下降、慢性腹泻及易感冒等,除全身淋巴结肿大外,可有肝脾肿大;②呼吸系统症状:主要为卡氏肺囊虫肺炎、巨细胞病毒肺炎;③消化系统症状:隐孢子虫、白念珠菌、巨细胞病毒等感染所致腹泻、腹痛、吞咽困难、消瘦等;④神经系统症状:急性 HIV 脑膜脑炎、慢性 HIV 脑膜炎、艾滋病痴呆综合征、格林-巴列综合征神经病炎、脊髓病、肉芽肿性脑血管炎及各种机会性感染、恶性肿瘤等;⑤皮肤黏膜症状:可有多形性非感染性皮损,病毒、真菌、细菌感染性皮损,皮肤肿瘤;⑥眼部症状:巨细胞病毒性视网膜炎、弓形虫视网膜脉络膜炎和眼部卡波西肉瘤等;⑦血液系统常见有贫血、粒细胞及血小板减少、非霍奇金淋巴瘤等;⑧心血管系统病变可有心肌炎、心内膜炎、心包炎及动脉瘤形成等;⑨肾损害,可有蛋白尿、氮质血症等肾衰竭表现。

3. 辅助检查

(1)HIV 实验室检测:病毒分离培养、抗体检测、抗原检测、病毒核酸检测、病毒载量检测。

(2)免疫缺陷检测:外周血淋巴细胞计数、CD4$^+$ 细胞计数、CD4$^+$/CD8$^+$ 比值、β$_2$ 微球蛋白检测。

4. 治疗　艾滋病是一种难治的性病,至今尚无有效的治疗方法,在明确 HIV 感染和诊断艾滋病后应强调综合治疗。

(1)抗病毒治疗:可选用核苷类逆转录酶抑制剂、非核苷类逆转录酶抑制剂、蛋白酶抑制剂等。常用两种或两种以上药物联合使用。

(2)免疫调节治疗:可用 α-干扰素、白细胞介素 2、丙种球蛋白等。

常见合并症的治疗主要是针对各种机会性感染和肿瘤的治疗。

【练习题与参考答案】

一、练习题

（一）名词解释

1. 性传播疾病

2. 硬下疳

3. 淋病

4. 艾滋病

（二）选择题

1. 梅毒最主要的传播途径是
   A. 胎盘   B. 性交   C. 输血
   D. 接吻   E. 密切生活接触

2. 关于硬下疳的描述,错误的是
   A. 在梅毒螺旋体侵入部位发生的无痛性溃疡
   B. 潜伏期 2~4 周
   C. 好发于生殖器部位
   D. 溃疡表面干净,不含梅毒螺旋体
   E. 不经治疗可在 3~8 周内自然消退

3. 以下哪种梅毒损害传染性小、破坏性大
   A. 掌跖梅毒疹   B. 口腔黏膜斑   C. 树胶肿
   D. 硬下疳   E. 扁平湿疣

4. 妊娠妇女患梅毒,对青霉素过敏,应选用
   A. 四环素   B. 红霉素   C. 氯霉素
   D. 先锋霉素   E. 大观霉素

5. 男性急性淋病诊断依据,错误的是
   A. 潜伏期平均 3~5 天   B. 尿道口红肿、有黄绿色黏稠脓性分泌物
   C. 有不洁性交史   D. 直接涂片找到淋球菌
   E. 血液淋球菌培养阳性

6. 生殖道衣原体感染病原体是
   A. 沙眼衣原体   B. 疱疹病毒   C. 白念珠菌
   D. 链球菌   E. 阴道毛滴虫

7. 男性生殖道衣原体感染的叙述,不正确的是
   A. 疼痛较淋病轻
   B. 尿道口轻度红肿
   C. 尿道口分泌物为浆液或黏液性,稀薄、量少,自行流出者很少
   D. 尿道瘙痒、灼痛剧烈
   E. 未经治疗常有附睾炎、前列腺炎、Reiter 综合征等并发症

8. 关于尖锐湿疣的叙述,错误的是
   A. 主要通过性行为传播
   B. 妊娠期尖锐湿疣生长快
   C. 不容易复发
   D. 可发生于生殖器以外的部位
   E. 皮损初起为小而柔软淡红色丘疹,可融合成乳头状或菜花状

9. 新生儿感染尖锐湿疣主要通过
   A. 宫内垂直传播   B. 软产道   C. 乳汁
   D. 羊水   E. 尿布

10. 关于生殖器疱疹的叙述,哪项是错误的
    A. 治疗原则是抑制病毒增殖和控制局部感染

B. 皮损为群集成簇或散在的丘疹、丘疱疹、水疱

C. 亚临床型生殖器疱疹缺乏典型临床表现,是主要的传染源

D. 大多数通过性行为感染,新生儿可通过产道感染

E. 主要由 HSV-I 引起

11. HIV 不能通过下列哪种途径传播

A. 性行为   B. 输血   C. 胎盘

D. 握手   E. 共用注射器注射

12. HIV 主要感染下列哪种细胞

A. $CD4^+T$ 淋巴细胞   B. B 淋巴细胞   C. 单核细胞

D. 神经胶质细胞   E. 皮肤上皮细胞

13. 患者男性,21 岁,1 月前有不洁性交史,1 星期前在冠状沟处出现一红色硬结,很快破溃,形成溃疡,椭圆形,直径 1cm 左右,境界清楚,稍高出皮面,上有少量渗出物,不痛。近几天一侧腹股沟淋巴结肿大,较硬,散在不融合,无疼痛及压痛,皮肤表面不红,哪种疾病的可能性最大

A. 腹股沟肉芽肿   B. 性病性淋巴肉芽肿   C. 软下疳

D. 尖锐湿疣   E. 梅毒

14. 患者女性,26 岁,已婚,停经 3 月余,配偶有嫖娼史,一星期前有尿频、尿痛及排尿烧灼感,尿道口红肿,有少量脓性分泌物。体格检查:宫颈红肿糜烂,有分泌物、触痛。哪种疾病的可能性最大

A. 生殖道衣原体感染   B. 念珠菌性尿道炎   C. 滴虫性尿道炎

D. 淋病   E. 二期梅毒

15. 患者女性,25 岁,2 月前有不洁性交史,1 月前感觉外阴瘙痒,白带增多,有臭味,继而大小阴唇、尿道口、阴道壁出现小而柔软的疣状淡红色小丘疹,以后逐渐增大,数目增多,似乳头状、鸡冠状、菜花状。哪项检查对诊断此病最有意义

A. 醋酸白试验

B. 快速血浆反应素环状卡片试验

C. 分泌物涂片检查

D. 荧光标记的抗单克隆抗体检查或组织培养

E. 阴道宫颈等组织涂片检查

16. 患者男性,22 岁,无固定职业,2 星期前有不洁性交史,1 星期前外阴部有烧灼感,伴有瘙痒,很快在龟头、冠状沟出现红斑、丘疹,迅速变成水疱,有糜烂、结痂,伴有疼痛,双侧腹股沟淋巴结肿大。哪项治疗最恰当

A. 肌注普鲁卡因青霉素   B. 口服阿昔洛韦

C. 肌注头孢曲松   D. 口服阿奇霉素

E. 激光治疗

（三）问答题

1. 简述获得性早期梅毒的治疗。

2. 简述男性急性淋病的临床表现。

3. 简述尖锐湿疣的治疗。

4. 简述原发性生殖器疱疹的临床表现。

5. 简述艾滋病的预防。

二、练习题参考答案

（一）名词解释

1. 主要通过性行为、类似性行为传播的传染病,简称性病,主要发生在泌尿生殖器部位,可侵犯其所属的淋巴结,甚至通过血行播散侵犯全身重要组织、器官。

2. 一期梅毒表现,梅毒螺旋体侵入处的圆形或椭圆形、直径 1~2cm、境界清楚、稍高出皮面的无痛性溃疡,溃疡边缘稍隆起、基底平坦呈肉红色、表面有少量浆液分泌物、软骨样硬度,分泌物内含大量梅毒螺旋体,数目通常为一个。

3. 是由淋病奈瑟菌(淋球菌)引起的主要发生在泌尿生殖系统的化脓性炎性性传播疾病,主要通过性交传播,极少数可以通过污染的衣裤、床上用品、毛巾、浴盆、马桶等间接传播,亦可通过产道传播。

4. 由人类免疫缺陷病毒引起的以严重免疫缺陷为主要特征的性传播疾病,主要通过性行为传播,血液及其制品、胎盘也是重要传播途径。主要侵犯和破坏辅助性 T 淋巴细胞(CD4$^+$T 淋巴细胞),使机体细胞免疫功能受损,最后发生严重的机会性感染和肿瘤。

（二）选择题

1. B　2. D　3. D　4. B　5. E　6. A　7. D　8. C　9. B　10. E　11. D　12. A　13. E　14. D　15. A　16. B

（三）问答题

1. 普鲁卡因青霉素,80 万单位/日,肌注,连续 10~15 天;苄星青霉素,240 万单位,1 次/周,肌注,共 2~3 次。青霉素过敏者用四环素或红霉素 0.5g,口服,4 次/日,共 15 天,或多西环素 100mg,2 次/日,共 15 天。随访 2 年,第一年每 3 个月复查 1 次,以后每半年复查 1 次。

2. 初期症状为尿道口红肿、瘙痒、轻微刺痛,有少量稀薄透明黏液流出。24 小时后症状、体征迅速加剧,出现典型化脓性前尿道炎症状,即尿痛、尿急、尿频,少数可有全身不适如发热、食欲不振、头痛等症状,尿道口红肿、有深黄色或黄绿色黏稠脓性分泌物。若不治疗,可继发其他合并症。约 20% 的患者可无临床表现,成为带菌者。

3. (1)外用药物治疗:①0.5% 足叶草毒素酊(0.5% 鬼臼毒素酊),外用,2 次/日,连用 3 天,停药 4 天,为 1 疗程,可用 1~3 个疗程。本品有致畸作用,孕妇禁用。②10%~25% 足叶草酯酊,外用,每周 1 次,搽药 2~4 小时后洗去,注意保护损害周围的正常皮肤、黏膜,用药 6 次未愈则应改用其他疗法。本品有致畸作用,孕妇禁用。③50% 三氯醋酸溶液,外用,1 次/日,注意保护损害周围正常皮肤和黏膜。用药 6 次未愈则应改用其他疗法。④5%~10% 氟尿嘧啶软膏,外用,1 次/日,勿接触正常皮肤和黏膜,孕妇禁用。⑤5% 咪喹莫特霜,外用,每周 3 次,用药 6~10 小时后洗掉,最多使用 16 周。外用药物治疗适用于单个疣体直径小于 0.5cm,疣体团块直径小于 1cm,疣体数目少于 15 个的患者。

(2)物理疗法:激光、冷冻、电凝或电灼治疗。多发性疣可行激光治疗,疣体不大或不太广泛者可行冷冻治疗,采用电刀或电针的电灼治疗适用于疣体较大或尖锐湿疣伴包皮过长的包皮环切术。

(3)光动力疗法:适用于尿道口、阴道壁等特殊部位的治疗,具有安全、有效、复发率低、患者耐受性好等优点。

（4）手术治疗：适用于单发或巨大尖锐湿疣。

（5）内用药物治疗：可选用干扰素作皮损内注射，每周 3 次，至少 4 周。亦可口服左旋咪唑，每次 50mg，每日 3 次，连服 3 天，11 天后再服 3 天。治疗后复发或疣体直径较大、数目较多者，可试用干扰素皮损内注射，以增强疗效、减少复发。

4. 潜伏期 3~14 天，平均 6 天。表现为外生殖器或肛门周围的皮肤黏膜部位，群集成簇或散在的丘疹、丘疱疹、水疱。男性好发于包皮、龟头、冠状沟和阴茎等处，女性多见于大小阴唇、阴阜、阴蒂、子宫等处，少见部位为肛周、腹股沟、股臀部及阴囊；男性同性恋者常见肛门、直肠受累。水疱破溃形成糜烂或浅溃疡，可有明显疼痛症状，最后结痂自愈，病程 2~3 周。可有腹股沟淋巴结肿大、压痛、发热、乏力、不适等全身症状。

5. （1）管理传染源：管理好患者及 HIV 携带者，对患者及 HIV 携带者的血液、分泌物、排泄物等应严格消毒。

（2）切断传播途径：严禁吸毒，特别是毒品注射，取缔娼妓，禁止性乱交；严格筛查血液及其制品，推广一次性注射器的使用，对患者使用过的医疗器械严格消毒；艾滋病或 HIV 感染者应避免妊娠，出生婴儿应避免母乳喂养。

（3）保护易感人群：加强宣传教育，积极普及艾滋病的预防知识，对接触过或将接触 HIV 感染者的人，根据具体情况给予卫生指导，并采取必要的防护措施，加强公用物品的消毒；防止医源性感染，严格消毒制度，医疗人员接触 HIV/AIDS 者的血液、体液时应注意防护。近年来，HIV 疫苗的研制有了较大进展，不久的将来可应用于易感人群。

【实训指导】

一、实训目的

1. 掌握梅毒螺旋体血清检查、淋病奈瑟菌涂片检查与培养、衣原体细胞培养与抗原检测、醋酸白试验的操作。

2. 熟悉梅毒螺旋体血清检查、淋病奈瑟菌涂片检查与培养、衣原体细胞培养与抗原检测、醋酸白试验的原理及临床意义。

3. 了解梅毒螺旋体血清检查、淋病奈瑟菌涂片检查与培养、衣原体细胞培养与抗原检测、醋酸白试验的试剂作用、仪器结构。

二、实训物品

1. 快速血浆反应素环状卡片试验（RPR）　血液标本、离心机、滴管、RPR 试剂盒、转动器、生理盐水、试管。

2. 梅毒螺旋体血球凝集试验（TPHA）　血液标本、离心机、滴管、TPHA 试剂盒、震荡器、恒温箱。

3. 衣原体细胞培养　生理盐水、藻酸钙棉拭子、无菌脱脂棉球、MC 单层细胞管、衣原体细胞培养试剂、吉姆萨染色试剂、显微镜。

4. 衣原体抗原检测（C-C 快速法）　生理盐水、藻酸钙棉拭子、无菌脱脂棉球、衣原体抗原检测试剂盒、水浴箱、恒温箱。

5. 醋酸白试验　棉签、5% 醋酸。

三、实训步骤

(一)快速血浆反应素环状卡片试验

1. 抽取血液,将血液标本在离心机内离心。

2. 滴管取 0.05ml 血清加入卡片的圆圈内并均匀涂布整个圆圈。

3. 摇匀抗原,专用滴管加入 1 滴抗原。

4. 卡片在转动器上旋转 8 分钟,观察结果。

5. 用等量生理盐水将血清在小试管内作 6 个稀释度,即 1∶1、1∶2、1∶4、1∶8、1∶16、1∶32。

6. 取 0.05ml 血清加入卡片的圆圈内,加入 1 滴抗原,旋转后观察结果。

(二)梅毒螺旋体血球凝集试验

抽取血液离心。用无菌水恢复冷冻干燥血球体积,置室温 30 分钟,倍比稀释血清,再稀释血球工作液。然后滴管加入混匀的致敏血球,滴加完毕后震荡 1~2 分钟或用手轻轻拍击,15℃~25℃孵育 4 小时。

(三)衣原体细胞培养

标本采集方法同淋球菌检查。将每份标本接种于 3 个培养瓶(为 MC 单层细胞管)中静置吸附 2 小时,用维持液洗涤 2~3 次,最后加生长液。37℃培养 3~4 天,取出盖玻片,经吉姆萨染色或直接荧光染色后镜检。

(四)衣原体抗原检测(C-C 快速法)

标本采集方法同淋球菌检查。先将试剂和测试卡等在室温下复温 30 分钟;加试剂至塑料管刻度处,将拭子标本浸入管内混匀,置 80℃水浴,10~12 分钟取出,转动拭子并沿管壁挤压,弃去拭子,提取液置室温冷却后盖上管塞;将测试卡置于后台面,加入 5 滴提取液于检测窗,静置 30 分钟后观察结果。

(五)醋酸白试验

1. 棉签清除局部分泌物。

2. 棉签蘸取醋酸涂在皮损及周围正常皮肤黏膜上。

3. 5 分钟后观察结果。

四、原理及临床意义

1. 快速血浆反应素环状卡片试验 为非梅毒螺旋体抗原血清试验。人感染梅毒螺旋体一定时间后,血清中产生一定数量的心磷脂抗体,可用免疫学方法检测。血清标本中不出现黑色颗粒为(-),可见黑色颗粒或絮片为(+),出现较大的黑色颗粒或絮片为(2+~3+)。本试验敏感性高而特异性低,作为梅毒的诊断筛选试验。结果为阳性时,临床表现符合梅毒,可初步诊断。定量试验是观察疗效、判断复发及再感染的手段。假阴性常见于硬下疳出现后的 2~3 周内、感染梅毒立即治疗、晚期梅毒或二期梅毒的"前带现象"。假阳性常见于自身免疫性疾病、麻风、海洛因成瘾者以及少数孕妇及老人。

2. 梅毒螺旋体血球凝集试验 是以梅毒螺旋体作为抗原的间接血球凝集试验,将经吸收剂吸收后的血清滴于血凝版上,再加上已吸附抗原的羊红细胞后出现凝集反应。羊红细胞环内少量细胞覆盖,或紧密沉于孔底中央为阴性(-);细胞光滑覆盖,边缘有少量羊红细胞环为可疑阳性(+);羊红细胞形成光滑的薄底,边缘有少量羊红细胞环为弱阳性(2+);羊红细胞光滑地铺于孔底部为中阳性;羊红细胞光滑地铺于整个孔底,有时形成边缘折叠为强阳性。本试验既有较高的敏感性又有较高的特异性,是梅毒螺旋体的确诊方法。该试验一旦阳性,约95%患者终身不转阴,因此指标阳性只能说明患过梅毒,不能作为疗效观察和随访指征。

3. 衣原体细胞培养　阳性标本碘染色呈棕黑色,吉姆萨染色呈红色。有尿道炎症状,再加上衣原体分离培养阳性者可确诊。

4. 衣原体抗原检测(C-C快速法)　质控窗和结果窗均显示一条蓝带为阳性结果,阴性为结果窗无变化,阳性结果结合临床表现可确定沙眼衣原体感染,阴性时不能完全排除,可用细胞培养法确定。

5. 醋酸白试验　人类乳头瘤病毒感染的上皮细胞能被醋酸致白,阳性可诊断尖锐湿疣。

(胡晓军)

第九章

皮炎与湿疹

【内容要点】

第一节　接触性皮炎

1. 病因　按致病机制分为原发性刺激物和接触致敏物,按来源可分为动物性、植物性及化学性三大类。

2. 发病机制

(1)原发性刺激反应:接触物本身对皮肤具有很强的刺激性或毒性,任何人接触后均可发生皮炎。

(2)变态反应:为 T 细胞介导的迟发型变态反应。接触物基本无刺激性,只有少数对该物质过敏者在接触后经过一定潜伏期发病。

3. 临床表现　起病较急,在接触部位发生境界清楚的红斑、丘疹、丘疱疹,严重时出现水疱、大疱。症状有瘙痒、烧灼或胀痛感,少数严重病例可有发热、畏寒、头痛、恶心等全身反应。

4. 治疗　寻找病因,脱离接触,积极对症处理。

(1)内用药物治疗:口服抗组胺药和维生素 C,静脉注射 10% 葡萄糖酸钙或硫代硫酸钠,重症泛发性病例可短期应用糖皮质激素。若有继发感染者可加用抗生素。

(2)外用药物治疗:按急性、亚急性和慢性皮炎的治疗原则处理。①急性期:选用炉甘石洗剂外搽,渗出多时,可用生理盐水或 3% 硼酸溶液作冷湿敷;②亚急性期:可选用湿敷和含糖皮质激素的糊剂或氧化锌油;③慢性期:选用糖皮质激素软膏。有感染时,选用含抗生素的软膏。

第二节　湿　疹

1. 病因与发病机制　病因复杂,不易寻找,常与内、外因素有关。主要是由复杂的内外因素相互作用而引起的迟发型变态反应。

2. 临床表现

(1)急性湿疹:常在水肿性红斑的基础上出现多数密集的针头到粟粒大小的丘疹、丘疱疹或小水疱,由于搔抓、摩擦,常形成点状糜烂面和浆液性渗出,分布对称,境界不清。瘙痒剧烈。

（2）亚急性湿疹：急性湿疹的红肿、渗出减轻后，皮损以小丘疹、鳞屑和结痂为主，仅有少数丘疱疹或小水疱及糜烂，可有轻度浸润，仍有剧烈瘙痒。

（3）慢性湿疹：可因急性、亚急性湿疹反复发作，迁延不愈而转为慢性湿疹，亦可一开始即呈现慢性湿疹的改变。表现为暗红色浸润肥厚性斑块，表面粗糙覆以少量糠秕样鳞屑，可有不同程度的苔藓样变，亦可伴有色素改变，境界较清楚。常有阵发性剧痒。

3. 治疗 寻找病因或诱发加重因素，避免可疑的致病因素，发病期间避免进食辛辣刺激性食物及鱼虾等易致敏食物；积极治疗全身慢性病灶及其他全身性疾患。

（1）全身治疗：①抗组胺药：具有镇静、止痒作用，必要时可两种配合或交替使用；②非特异性抗过敏治疗：常用葡萄糖酸钙、维生素 C 加入葡萄糖溶液中静脉注射；③糖皮质激素：一般情况下不宜口服或注射糖皮质激素，仅在皮疹泛发、渗出显著、病情严重时，可考虑短期全身应用糖皮质激素，病情缓解后逐渐减量至停用。

（2）局部治疗：①急性湿疹：无渗出者可用炉甘石洗剂，渗出不多时可用氧化锌油或糊剂，渗出多时可用生理盐水或 3% 硼酸溶液冷湿敷，待渗出明显减少或无渗出时，再用上述药物；②亚急性湿疹：可选用糖皮质激素霜剂和氧化锌糊剂或焦油类制剂交替外用；③慢性湿疹：可选用糖皮质激素软膏与焦油类软膏或非甾体类外用抗炎软膏交替外用；对于顽固的局限性浸润肥厚性损害亦可使用糖皮质激素作局部皮损内注射。

第三节 特应性皮炎

1. 病因 包括遗传因素、免疫学异常、环境因素和表皮屏障功能受损。

2. 临床表现 通常分为三个阶段，即婴儿期、儿童期和青年成人期。

（1）婴儿期：又称婴儿湿疹，多在出生后 2~3 个月发病。皮损主要发生于面颊、前额及头皮。临床可分为两型：①渗出型：在水肿性红斑的基础上出现丘疹、丘疱疹、水疱，常因瘙痒而搔抓、摩擦，形成浅表糜烂和渗液，干涸后结痂，头部可呈黄色脂溢性痂；②干燥型：为淡红或暗红色斑片，表面有密集的小丘疹和灰白色糠状鳞屑，无水疱及明显渗出。

（2）儿童期：可由婴儿期演变而来，亦有不经过婴儿期而发病的，多在 4 岁左右加重或发病。皮损表现有两种形态：①湿疹型：皮损多呈急性或慢性湿疹的外观，皮肤干燥且易于苔藓化，常伴剧烈瘙痒；②痒疹型：多发生于四肢伸侧和背部，皮损为较大的皮色或棕褐色丘疹，表面干燥、粗糙。

（3）青年成人期：12 岁以后的青少年及成人阶段的特应性皮炎，可由儿童期迁延而来或直接发生。皮损常为苔藓化斑片或呈急性、亚急性湿疹样改变。

其他临床特点包括：Dennie-Morgan 褶、干皮症、白色糠疹、毛发角化病、眶周黑晕、头灯征、白色划痕症、延缓苍白现象、眼部异常、对感染的易感性增加。

3. 治疗 尽量避免一切外来刺激。经常开窗通风，减少室内变应原。对可疑致敏食物逐一排查，取得适宜的食谱。

（1）外用药物治疗：原则与湿疹相同，可根据患者年龄、皮损部位选用糖皮质激素或钙调磷酸酶抑制剂。

（2）内用药物治疗：可用抗组胺药、色甘酸钠，严重患者可酌情选用环孢素等免疫抑制剂。

（3）光疗与光化学疗法：光化学疗法（PUVA）、UVA1、宽波或窄波 UVB 治疗对严重的特应性皮炎可能有效。

第四节 尿布皮炎

1. 病因 婴儿尿布未及时更换,粪便中的氨形成菌可分解尿素形成氨,氨的刺激可发生皮炎。

2. 临床表现 在尿布覆盖部位出现境界清楚的轻度水肿性红斑,表面有丘疹、丘疱疹或小水疱,常见于阴部、臀部,有时可蔓延到下腹部及大腿。

3. 防治 勤换尿布,保持婴儿外阴部、臀部皮肤清洁干燥,勿用肥皂热水烫洗。治疗可按皮炎湿疹的治疗原则对症处理。

【练习题与参考答案】

一、练习题

（一）名词解释

1. 原发性刺激反应　　　　　　　　　　　　2. 湿疹

（二）选择题

1. 对接触性皮炎具有诊断价值的检查方法是

 A. 光敏感实验　　　　　B. 斑贴实验　　　　　C. 组织病理学检查

 D. 免疫荧光实验　　　　E. 皮内试验

2. 治疗接触性皮炎最首要的措施是

 A. 口服糖皮质激素　　　　　　　　B. 口服抗组胺药物

 C. 溶液湿敷　　　　　　　　　　　D. 脱离接触可疑刺激物或致敏物

 E. 外用糖皮质激素

3. 以下关于亚急性湿疹的临床表现描述错误的是

 A. 红肿减轻　　　　　B. 鳞屑、结痂为主　　　C. 可阵发性加重

 D. 渗出严重　　　　　E. 有瘙痒

4. 慢性湿疹的典型表现是

 A. 明显渗出　　　　　B. 红斑基础上的丘疱疹　　C. 浸润肥厚、苔藓样变

 D. 糜烂继发细菌感染　E. 明显水疱、糜烂

5. 特应性皮炎的渗出性损害常见于

 A. 新生儿　　　　　　B. 婴儿　　　　　　C. 儿童

 D. 青年　　　　　　　E. 中老年

6. 特应性皮炎血清中增高的是

 A. IgA　　　　　　　　B. IgG　　　　　　C. IgD

 D. IgE　　　　　　　　E. IgM

（三）问答题

1. 简述接触性皮炎的诊断标准。

2. 简述湿疹的临床表现。

3. 简述急性湿疹与急性接触性皮炎的鉴别要点。

4. 简述特应性皮炎的临床表现。

二、练习题参考答案

（一）名词解释

1. 接触物本身对皮肤具有很强的刺激性或毒性,任何人接触后均可发生皮炎,这种刺激称原发性刺激或毒性刺激。

2. 湿疹是由多种内、外因素引起的真皮浅层及表皮炎症性皮肤病,一般认为与变态反应有关,急性期皮损以丘疱疹为主,有渗出倾向,慢性期以苔藓样变为主,易反复发作。

（二）选择题

1. B　2. D　3. D　4. C　5. B　6. D

（三）问答题

1. ①有明确的刺激性或变应性物质的接触史;②皮损局限于接触部位,境界清楚;③去除接触物并经适当处理病情很快改善,再接触再发;④斑贴试验阳性。

2. （1）急性湿疹:常在水肿性红斑的基础上出现多数密集的针头到粟粒大小的丘疹、丘疱疹或小水疱,由于搔抓、摩擦,常形成点状糜烂面和浆液性渗出。皮损分布对称,境界不清。瘙痒剧烈。

（2）亚急性湿疹:急性湿疹的红肿、渗出减轻后,皮损以小丘疹、鳞屑和结痂为主,仅有少数丘疱疹或小水疱及糜烂,可有轻度浸润,仍有剧烈瘙痒。

（3）慢性湿疹:可因急性、亚急性湿疹反复发作,迁延不愈而转为慢性湿疹,亦可一开始即呈现慢性湿疹的改变。表现为暗红色浸润肥厚性斑块,表面粗糙覆以少量糠秕样鳞屑,可有不同程度的苔藓样变,亦可伴有色素改变,境界较清楚。常有阵发性剧痒。

急性湿疹与接触性皮炎的鉴别

	急性湿疹	急性接触性皮炎
病因	复杂,多属内因,不易查清	多属外因,有明确接触史
好发部位	任何部位	主要在接触部位
皮损特点	多形性,对称,无大疱及坏死,炎症较轻	单一形态,可有大疱及坏死,炎症较重
皮损境界	不清楚	清楚
自觉表现	瘙痒,一般无疼痛	瘙痒、灼热或疼痛
病程	较长,易复发	较短,去除病因后迅速痊愈
斑贴试验	常阴性	多阳性

3. （1）婴儿期:又称婴儿湿疹,多在出生后 2~3 个月发病。皮损主要发生于面颊、前额及头皮。临床可分为两型:①渗出型:在水肿性红斑的基础上出现密集的针尖至针头大小的丘疹、丘疱疹、水疱,常因瘙痒而搔抓、摩擦,形成浅表糜烂和渗液,干涸后结痂,头部可呈黄色脂溢性痂;②干燥型:为淡红或暗红色斑片,表面有密集的小丘疹和灰白色糠状鳞屑,无水疱,亦无明显渗出。

（2）儿童期:可由婴儿期演变而来,亦有不经过婴儿期而发病的,多在 4 岁左右加重或发病。皮损表现有两种形态:①湿疹型:皮损多呈急性或慢性湿疹的外观,皮肤干燥且易于苔藓化,常伴剧烈瘙痒;②痒疹型:多发生于四肢伸侧和背部,皮损为较大的皮色或棕褐色丘疹,表面干燥、粗糙。

（3）青年成人期：12 岁以后的青少年及成人阶段的特应性皮炎,可由儿童期迁延而来或直接发生。皮损常为苔藓化斑片或呈急性、亚急性湿疹样改变。

【实训指导】

接触性皮炎的斑贴试验参见第二章"实训指导"。

（王傲雪）

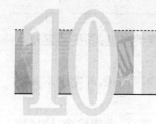

第十章

荨麻疹与药物性皮炎

【内容要点】

第一节 荨 麻 疹

1. 病因　除与各种致敏原有关外,与个人的敏感性素质及遗传等因素也有密切的关系。常见病因有:食物、药物、吸入物、感染、遗传因素、物理及化学因素、精神因素及内分泌改变、内脏疾病、昆虫叮咬。

2. 临床表现　全身可发生,皮疹特点为大小不等、形态不一、鲜红色或苍白色瘙痒性风团,周围红晕。特殊类型有:①皮肤划痕症:手抓或钝器划过皮肤后,该处出现暂时性红色条状隆起;②血管性水肿:发生在眼睑、口唇、包皮、外阴等组织松弛部位,突然发生的局限性肿胀,边缘不清,持续1~2日自行消退,常反复发作;③压迫性荨麻疹:皮肤受压4~6小时后,局部发生深在性肿胀,8~12小时后消失,多发生在足底、臀部、腰部等受压部位;④寒冷性荨麻疹:分家族性和获得性两型,在气温骤降或接触冷水、冷风时,在皮肤露出部位出现风团,持续半小时至4小时;⑤日光性荨麻疹:暴晒日光或紫外线后,在照光部位出现风团,并有瘙痒和针刺感;⑥胆碱能性荨麻疹:在运动、受热、饮酒或情绪紧张时发生直径2~3mm小风团,不融合,半小时至1小时内消退,剧烈瘙痒,常伴有头痛、腹痛、流涎、瞳孔缩小等。

3. 治疗　内用抗组胺药物、维生素 C 及钙剂,伴有休克、喉头水肿及呼吸困难者,应立即皮下注射 0.1% 肾上腺素 0.5ml,迅速吸氧,肌肉注射盐酸异丙嗪 25~50mg,并以氢化可的松 200~300mg、维生素 C2g 加入 5%~10% 葡萄糖溶液中静滴。局部可外用炉甘石洗剂等止痒药物。

第二节　丘疹性荨麻疹

1. 病因　与节肢动物,如蚤、螨、蚊、臭虫等叮咬后产生的变态反应有关。

2. 临床表现　多发于腰、臀部和四肢,儿童好发。皮疹特点为水肿性风团样纺锤形红斑,表面可有小丘疹或小水疱。

3. 治疗　内用抗组胺药,外用1%薄荷炉甘石洗剂或糖皮质激素乳剂等。

第三节　药物性皮炎

1. 病因　①解热镇痛药,以吡唑酮类和水杨酸盐制剂最为常见;②磺胺类,以长效磺胺为多;③安眠镇静药,以巴比妥类为多;④抗生素类,以青霉素及头孢类多见;⑤抗毒素及血清制品,常见破伤风抗毒素及狂犬疫苗;⑥中草药。

2. 临床表现 任何年龄均可发生,表现多种多样,同一药物在不同个体可发生不同类型的药疹;同一类型的药疹又可由不同药物引起。

(1)固定性药疹:为直径1~4cm的圆形或椭圆形水肿性紫红色斑,一个或数个,边缘清楚,其上可发生水疱,愈后遗留灰黑色色素沉着斑,如再用该药皮疹可在原处复发或在他处出现新的皮疹。多见于皮肤黏膜交界处。

(2)麻疹样或猩红热样型药疹:皮疹类似麻疹或猩红热的皮疹,无麻疹或猩红热的其他特征。

(3)荨麻疹型药疹:与急性荨麻疹的临床表现相似,并可出现血清病样反应,有发热、风团、关节疼痛、淋巴结肿大或蛋白尿。风团颜色鲜红,持续时间较长。

(4)多形红斑型药疹:临床表现与多形红斑相似,重症多形红斑型药疹属于严重型药疹。

(5)大疱性表皮松解型药疹:为药疹中最严重的一型,红斑表面迅速出现松弛性大疱,形成大面积的表皮坏死松解,表皮剥脱后露出鲜红色糜烂面,类似浅Ⅱ度烫伤,尼氏征阳性,皮损处疼痛及触痛明显,全身症状重。

(6)剥脱性皮炎型药疹:是严重型药疹之一。多因长期用药发生,病情呈进行性加剧,出现颜面、手足或全身弥漫性红肿,3周左右肿胀消退,开始出现糠秕状或叶状脱屑,手足部呈破手套或破袜套样脱屑,头发、指甲亦可脱落,黏膜损害较重。

还可有光感型药疹、湿疹型药疹、紫癜型药疹、痤疮型药疹等类型。

3. 治疗

(1)内用药物治疗:①轻型药疹:一般给予抗组胺剂、维生素C等。必要时给予中等剂量泼尼松30~60毫克/日,待皮疹消退后逐渐减量至停药。②重型药疹:及时足量使用糖皮质激素:氢化可的松300~400毫克/日静脉注射,或地塞米松10~20毫克/日,分两次静脉注射;重症大疱性表皮松解型药疹可加大糖皮质激素的用量;尽量在24小时均衡给药;预防和治疗感染及并发症是降低死亡率的关键;加强护理及支持疗法,加强对皮肤、口腔、鼻腔、眼和外生殖器的清洁和护理工作;给予高蛋白和多种维生素饮食,必要时输血及血浆或白蛋白。

若出现过敏性休克,必须及时抢救。

(2)外用药物治疗:轻者一般外用炉甘石洗剂或糖皮质激素类乳剂,有糜烂时用3%硼酸溶液湿敷。糜烂面广泛、严重者一般使用干燥暴露疗法,用3%硼酸溶液冲洗后,涂氧化锌油。

【练习题与参考答案】

一、练习题

(一) 名词解释

1. 药疹 2. 丘疹性荨麻疹 3. 皮肤划痕症 4. 荨麻疹

(二) 选择题

1. 关于荨麻疹的发病机制,正确的是

A. 可分变态反应和非变态反应两种　　B. 全部由Ⅰ型变态反应引起

C. 主要由Ⅱ型或Ⅲ型变态反应引起　　D. Ⅳ型变态反应引起

E. 主要由某些毒素、药物、食物直接刺激肥大细胞释放组胺、激肽引起

2. 关于荨麻疹,不正确的说法是

A. 接触性荨麻疹:皮肤接触某些变应原后发生风团和发红,可分为免疫性、非免疫性两种

B. 日光性荨麻疹:暴晒日光或紫外线后,在照光部位出现风团,并有瘙痒和针刺感。严重者可出现畏寒、晕厥、腹痛、乏力等全身症状

C. 胆碱能性荨麻疹:在运动、受热、饮酒或情绪紧张时,发生直径2~3mm小风团,不融合,半小时至1小时内消退,除掌跖外,皮疹可泛发全身,以青年人多见

D. 慢性荨麻疹:全身症状一般较轻,风团时多时少,反复发生,常达2个月以上或数月、数年之久

E. 急性荨麻疹:常突然发病,先感皮肤瘙痒,很快出现大小不等、形态不一、鲜红色或苍白色风团。一般超过24小时后消退,同时可出现发热、关节痛、恶心、呕吐、腹痛、腹泻。

3. 荨麻疹、药疹与变态反应关系密切,下列说法不正确的是

A. 过敏性休克、血管性水肿、荨麻疹由Ⅰ型变态反应引起

B. 奎宁、磺胺类药等通过Ⅱ型变态反应引起药疹

C. 某些药物通过Ⅲ型变态反应引起的血清病、荨麻疹、变应性血管炎等

D. Ⅳ型变态反应不会引起药疹

E. 青霉素类药物一般通过Ⅰ型变态反应引起荨麻疹型药疹

4. 患者女性,25岁,面部、腹部突然出现大小不等、形态不一、鲜红色或苍白色瘙痒性风团,伴红晕。皮疹散在分布,部分融合成片,很快泛发全身,2~3小时后消退,不留痕迹;但新风团又陆续出现,此起彼落。无发热及关节痛,该病的诊断为

A. 急性荨麻疹　　　　B. 荨麻疹性血管炎　　　　C. 丘疹性荨麻疹

D. 麻疹　　　　　　　E. 慢性荨麻疹

5. 患者男性,25岁,在打篮球时,全身出现直径2~3mm风团,不融合,半小时至1小时内消退,剧痒,伴轻度恶心、呕吐、腹痛、腹泻。无发热及关节痛。正确诊断为

A. 急性荨麻疹　　　　B. 荨麻疹性血管炎　　　　C. 丘疹性荨麻疹

D. 胆碱能性麻疹　　　E. 慢性荨麻疹

6. 患者女性,12岁,随学校去夏令营活动当晚四肢出现纺锤形鲜红色风团样损害,中央有丘疱疹,瘙痒明显。正确诊断为

A. 急性荨麻疹　　　　B. 水痘　　　　　　　　　C. 丘疹性荨麻疹

D. 胆碱能性麻疹　　　E. 痒疹

7. 患者男性,25岁,因上呼吸道感染口服"去痛片"、双黄连口服液5天,感冒症状缓解,停药3天后在阴茎包皮发现一直径3cm的椭圆形水肿性紫红色斑,边缘清楚,表面有水疱,伴瘙痒。正确诊断为

A. 固定性药疹　　　　B. 血管性水肿　　　　　　C. 丘疹性荨麻疹

D. 梅毒　　　　　　　E. 慢性荨麻疹

（三）问答题

1. 引起药疹的常见药物有哪些？

2. 由变态反应性引起的药疹有哪些特点？

3. 如何治疗重型药疹？

二、练习题参考答案

（一）名词解释

1. 药物通过内服、注射、吸入、灌肠、栓剂使用等途径进入人体后，引起皮肤或黏膜的炎症性皮肤病。

2. 一种发生在婴儿及儿童的鲜红色风团性丘疹性疾病，多与节肢动物，如蚤、螨、蚊、臭虫等叮咬后产生的变态反应有关。

3. 又称人工荨麻疹，手抓或钝器划过皮肤后，该处出现暂时性红色条状隆起，常伴有瘙痒，是一种特殊类型的荨麻疹。

4. 由于皮肤、黏膜的小血管扩张及渗透性增加而出现的一种局限性水肿反应，临床表现为瘙痒性风团伴红晕。

（二）选择题

1. A　2. E　3. D　4. A　5. D　6. C　7. A

（三）问答题

1. ①解热镇痛药，以吡唑酮类和水杨酸盐制剂最为常见；②磺胺类，以长效磺胺为多；③安眠镇静药，以巴比妥类较多；④抗生素类，以青霉素及头孢类多见；⑤抗毒素及血清制品，常见破伤风抗毒素及狂犬疫苗；⑥中草药。

2. ①药疹只发生于少数有特异性体质的用药者，大多数人不出现反应；②有一定的潜伏期，首次用药一般要经过 4～20 天的潜伏期，平均 7～9 天；已过敏者若重复用药，则在数分钟至 24 小时内出现皮疹；③皮疹形态各异，很少有特异性，一种药物在不同时期可发生相同或不同类型的药疹；同种类型的药疹也可由多种药物引起；④药疹患者可产生交叉过敏和（或）多价过敏；⑤抗过敏药物治疗有效；⑥病程有一定的自限性；⑦过敏反应与药物剂量无一定的相关性。

3. （1）及时足量使用糖皮质激素：一般可给予氢化可的松 300～400 毫克/日静脉注射，或地塞米松 10～20 毫克/日，分两次静脉注射；重症大疱性表皮松解型药疹可加大糖皮质激素的用量；尽量在 24 小时均衡给药。

（2）预防和治疗感染及并发症是降低死亡率的关键。①选用抗生素时，应注意避开易产生过敏的药物；②注意真菌感染的可能；③若伴发肝脏损害，应加强保肝疗法；④注意电解质紊乱并及时予以纠正；⑤若有粒细胞降低、贫血、衰竭等，可少量多次输血；⑥注意眼睛护理，定期冲洗，减少感染，防止结膜粘连；⑦注意大剂量糖皮质激素引起的不良反应。

（3）加强护理及支持疗法、注意房间的消毒、隔离措施，加强对皮肤、口腔、鼻腔、眼和外生殖器的清洁和护理工作。给予高蛋白和多种维生素饮食，必要时给予能量合剂；必要时输血及血浆或白蛋白以维持体内的胶体渗透压，可有效减少渗出。

（4）根据皮损情况选择适当的外用药物。

【实训指导】

一、实训目的

1. 掌握药物性皮炎湿敷、皮肤点刺试验的操作步骤。
2. 熟悉药物性皮炎湿敷的原理、注意事项;皮肤点刺试验的结果判断及注意事项。

二、实训物品

皮肤点刺试验:过敏原测试液、75%酒精、锐针、生理盐水、组胺。

三、实训步骤

皮肤点刺试验操作步骤:选择前臂屈侧皮肤,75%酒精消毒,2分钟后将少量的测试液滴在皮肤上,用锐针垂直经皮试液刺破表皮,2~3mm深,每个点间隔2~3cm,以生理盐水为阴性对照,组胺为阳性对照。15分钟后观察结果,测量红斑大小与风团,并与阴性、阳性对照相比较。

四、结果判断及注意事项

皮肤点刺试验无红斑或风团为(-);红斑直径<1cm,无风团为(±);红斑直径≥1cm,伴轻度风团为(+);红斑直径2cm,伴风团为(++);红斑直径>2cm,及(或)伪足为(+++)。

皮肤点刺试验宜在基本无临床表现时进行,结果为阴性时应继续观察3~4天,有过敏性休克史者禁用,受试前2天应停用抗组胺类药物,妊娠期尽量避免检查。

药物性皮炎湿敷方法参见第三章"实训指导"。

(孔祥明)

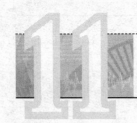

第十一章

物理性皮肤病

【内容要点】

第一节　日光性皮炎

1. 临床表现　有日晒史。春夏季多见,好发于儿童和妇女。日晒后 2~6 小时出现皮损,24 小时后达到高峰。表现为日晒部位皮肤出现边界清楚的水肿性红斑,可出现淡黄色浆液性水疱、大疱及糜烂,伴瘙痒、灼痛,严重者可出现全身症状。轻者 1~2 日后逐渐消退,遗留脱屑及色素沉着,重者约需 1 周。

2. 治疗　轻者不需特殊治疗。局部治疗以消炎、止痛、安抚为原则,可外用炉甘石洗剂、糖皮质激素霜剂、2.5% 消炎痛溶液、10% 苯唑卡因霜,有渗出者可用 3% 硼酸溶液、冰牛奶湿敷。全身治疗可口服抗组胺药、非甾体类抗炎药,严重时可用糖皮质激素。

第二节　蔬菜日光性皮炎

1. 临床表现　春、夏季多见。发病前有过量食用光感性的蔬菜和强烈日光暴晒史。好发于曝光部位如面部、手背、前臂等处。皮损表现为非凹陷性水肿,质地坚实而发亮,双眼睑肿胀,口唇外翻,皮肤呈弥漫性轻微潮红或呈紫红色,可有瘀点或瘀斑、丘疹、水疱等,重者可见大疱或血疱。自觉灼热、胀痛或瘙痒。少数可有全身症状。病程有自限性,轻者 1 周可消退;重者 2~3 周或更长时间。

2. 治疗　轻者可口服抗组胺药物、维生素 B、维生素 C、烟酸,肿胀明显者应用利尿剂,病情严重者可口服糖皮质激素如泼尼松 10mg,3 次/日。急性期红肿明显者选用炉甘石洗剂,渗出多时用 3% 硼酸溶液冷湿敷。

第三节　多形日光疹

1. 临床表现　春季和夏季多见。好发于中青年女性。面部、颈部、前胸"V"字形区、手背和前臂伸侧多见,而遮盖部位多不累及。日晒后 2 小时至 5 天在日晒部位出现红斑、丘疹、斑块、风团、水疱等多形性皮损,常以一种皮损为主。瘙痒显著,多无其他全身症状。病程长短不一,易反复发作。由于反复发作,皮损可累及非曝光部位。

2. 治疗　应避免暴晒,可外用糖皮质激素治疗,严重时可内服抗组胺药物、烟酰胺、氯喹或羟氯喹、糖皮质激素,应避免使用氯苯那敏、非那根等光敏药物。

第四节 夏季皮炎

1. 临床表现 夏季发病,气温下降或至秋凉后自然消退。好发于四肢伸面和躯干,尤以双胫前多见。皮损初起为红斑,继之出现密集针头至粟粒大丘疹和丘疱疹,搔抓后出现抓痕、血痂,皮肤肥厚及色素沉着,无糜烂及渗出。瘙痒剧烈。

2. 治疗 保持良好的室内通风、散热及皮肤清洁干燥。局部治疗以清凉、止痒为主,可外用1%薄荷炉甘石洗剂、1%薄荷乙醇,也可外用糖皮质激素。瘙痒显著者可口服抗组胺药。

第五节 痱 子

1. 临床表现 痱子是汗孔闭塞导致皮肤内汗液潴留的一组疾病。依据汗管损伤和汗液溢出部位的不同可分4种类型:①白痱:好发于卧床不起、术后体虚、高热患者的躯干和间擦部位,皮损为成批出现的针尖至针头大小的浅表透明水疱,表面无潮红,疱壁薄容易破裂;②红痱:可发于除掌跖外的身体任何部位,尤以额、颈、躯干处为甚,皮损为密集排列的针头大小丘疹、丘疱疹,周围绕以红晕。伴有瘙痒和灼热感;③脓痱:好发于幼儿皮肤皱襞处及头颈部,皮损为针头大的浅表脓疱或丘脓疱疹;④深痱:多累及热带地区反复发生红痱者,好发于躯干,也可波及肢体和面部,皮损为密集的、与汗孔一致的非炎性丘疱疹,出汗时皮疹增大,皮肤可因汗腺导管阻塞而致出汗不畅或无汗。

2. 治疗 夏季应保持通风降温,减少出汗,保持皮肤清洁干燥。避免搔抓,防止感染。外用痱子粉或含有薄荷、樟脑成分的粉剂、洗剂,脓痱可外用2%鱼石脂炉甘石洗剂、黄连扑粉。瘙痒明显可口服抗组胺药,脓痱外用治疗效果不佳可口服抗生素;也可服用清热、解暑、化湿的中药。

第六节 冻 疮

1. 临床表现 好发于冬季,多见于妇女和儿童。好发与手指、手背、足趾、足背、足跟、面颊、耳廓、鼻尖等肢端和暴露部位。皮损为局限性红色或紫红色淤血性水肿性红斑,皮温低,边界不清,压之褪色,严重者可发生水疱、糜烂、溃疡。瘙痒,受热后加剧。

2. 治疗 注意保暖,鞋袜应保持宽松。局部治疗可用蜂蜜、辣椒制剂等促进血液循环,已破溃皮损可用抗生素软膏。全身治疗可口服烟酸、硝苯吡啶等扩血管药物。可配合音频电疗、氦-氖激光局部照射。

第七节 鸡眼与胼胝

(一) 鸡眼

1. 临床表现 好发于足跖前中部,小趾外侧或趾内侧。皮损为倒圆锥状嵌入真皮的淡黄或深黄色角质栓,针头如黄豆或更大,表面光滑稍透明,与皮面平或稍隆起,边界清楚。垂直压痛明显。

2. 治疗 可外用鸡眼膏、40% 尿素软膏、50% 水杨酸软膏,但应保护周围正常皮肤,亦可用液氮冷冻、电烙、二氧化碳激光及手术切除等。

（二）胼胝

1. 临床表现 好发于手足。皮损为边界不清的淡黄色或蜡黄色扁平或稍隆起的局限性角质肥厚,质硬,表面光滑,皮纹清晰,稍透明,中厚边薄。一般无症状。

2. 治疗 由于胼胝具有一定保护作用,一般无需治疗。皮损较厚者可外用 25% 水杨酸火棉胶或 0.3% 维 A 酸软膏,也可定期用手术刀修削。

第八节 手足皲裂

1. 临床表现 常见于成人及老年人,秋冬季多见。好发于指屈面、手掌、足跟、足跖外侧等。皮损特点为皮肤干燥、肥厚,可见沿皮纹方向发生深浅、长短不一的裂隙。根据裂隙深浅程度可分为三度:一度仅达表皮,无出血、疼痛等症状;二度深入真皮浅层而有轻度刺痛,但不引起出血;三度深入真皮和皮下组织,引起出血和疼痛。

2. 治疗 局部治疗为主,外搽 15% 尿素软膏、1% 尿囊素乳膏、10% 水杨酸软膏、0.1% 维 A 酸软膏等。

【练习题与参考答案】

一、练习题

（一）名词解释

1. 蔬菜日光性皮炎　　　　　　　　　3. 多形性日光疹

2. 日光性皮炎　　　　　　　　　　　4. 冻疮

（二）选择题

1. 以下哪项不是日光性皮炎的临床特点
   A. 日晒史　　　　　　　B. 局部皮肤红斑、肿胀　　　C. 瘙痒、灼痛
   D. 好发于身体掩盖部位　　E. 好发于身体暴露部位

2. 以下哪项不是冻疮的好发部位
   A. 肢端　　　　　　　　B. 耳廓　　　　　　　　　　C. 鼻尖
   D. 面颊　　　　　　　　E. 躯干

3. 低温与以下哪种皮肤病有关
   A. 日光皮炎　　　　　　B. 蔬菜日光皮炎　　　　　　C. 胼胝
   D. 冻疮　　　　　　　　E. 放射性皮炎

4. 一度手足皲裂的裂隙深达
   A. 表皮　　　　　　　　B. 真皮浅层　　　　　　　　C. 真皮深层
   D. 皮下组织　　　　　　E. 肌肉组织

5. 以下关于夏季皮炎临床表现的叙述,错误的是
   A. 常对称累及四肢伸面和躯干
   B. 典型皮损为密集针头至粟粒大小的丘疹和丘疱疹

C. 可出现抓痕、血痂

D. 瘙痒

E. 有明显糜烂、渗出

6. 多形日光疹的发病机制是

A. Ⅰ型变态反应　　　　B. Ⅱ型变态反应　　　　C. Ⅲ型变态反应

D. Ⅳ型变态反应　　　　E. 其他

7. 晶形粟粒疹指的是

A. 白痱　　　　　　　　B. 红痱　　　　　　　　C. 深痱

D. 脓痱　　　　　　　　E. 痱疖

8. 患者男性,24 岁,肩背部水肿性红斑、水疱伴灼痛 2 天,2 天前未穿上衣在阳光暴晒下劳动 2 小时。查体:肩背部见边界清楚的水肿性红斑,其上密集针尖大小的水疱。该患者最可能的诊断是

A. 日光性皮炎　　　　　B. 夏季皮炎　　　　　　C. 多形性日光疹

D. 蔬菜日光性皮炎　　　E. 湿疹

9. 患者女性,25 岁,面部、手背肿胀伴瘀斑、水疱 3 天。感瘙痒、胀痛。3 天前进食大量油菜后在阳光暴晒下劳动 3 小时。皮肤科检查:面部、双手背见弥漫性紫红色斑,肿胀明显,其上有瘀点、瘀斑、水疱、大疱,部分水疱破裂出现糜烂,双眼睑肿胀,不能睁开,口唇外翻。该患者诊断首先考虑

A. 日光性皮炎　　　　　B. 夏季皮炎　　　　　　C. 多形性日光疹

D. 蔬菜日光性皮炎　　　E. 湿疹

10. 患者女性,18 岁,手足反复出现紫红色淤血性水肿性红斑伴瘙痒 3 年,每年冬季发病,天气转暖后自行好转。皮肤科检查:双手指、手背、足趾见紫红色淤血性水肿性红斑,皮温低,边界不清,压之褪色。该患者最可能的诊断是

A. 冻疮　　　　　　　　B. 多形红斑　　　　　　C. 多形性日光疹

D. 蔬菜日光性皮炎　　　E. 湿疹

（三）问答题

1. 简述蔬菜日光性皮炎的诊断要点。

2. 简述冻疮的临床表现。

3. 痱子分为几种类型,其主要特点是什么?

4. 简述夏季皮炎的临床表现。

二、参考答案

（一）名词解释

1. 又称植物日光性皮炎,是由于食用大量有光感性的蔬菜,经日晒后在皮肤上引起的急性光毒性炎症性皮肤病。

2. 又称日晒伤,是由于强烈日光照射后,照射局部出现的急性光毒性炎症性皮肤病。

3. 是一种与日光照射有关的光敏性皮肤病。

4. 是机体受到寒冷侵袭后,发生在末梢部位的局限性红斑炎症性疾病。

（二）选择题

1. D　2. E　3. D　4. A　5. E　6. D　7. A　8. A　9. D　10. A

（三）问答题

1.①夏季多见;②发病前有过量食用光感性蔬菜和强烈日光暴晒史;③好发于曝光部位如面部、手背、前臂等处;④皮损为非凹陷性水肿,质地坚实而发亮,皮肤呈弥漫性轻微潮红或呈紫红色,有瘀点、瘀斑、丘疹、水疱等,严重时可见大疱或血疱,甚至糜烂、溃疡、坏死;⑤有灼热、麻木、紧张、蚁走感、胀痛、刺痛或瘙痒,少数可有全身症状;⑥病程有自限性,轻者1周可消退;重者2~3周或更长时间。

2.①好发于冬季,多见于妇女和儿童;②好发于手指、手背、足趾、足背、足跟、面颊、耳廓、鼻尖等肢端和暴露部位;③皮损为局限性红色或紫红色淤血性水肿性红斑,皮温低,边界不清,压之褪色,严重者可发生水疱;④瘙痒,受热后加剧。

3.依据汗管损伤和汗液溢出部位的不同可分以下4种类型:①白痱:好发于卧床不起、术后体虚、高热患者的躯干和间擦部位。皮损为成批出现的针尖至针头大小的浅表透明水疱,表面无潮红,疱壁薄容易破裂。无症状或有轻微瘙痒。②红痱:可发于除掌跖外的身体任何部位,尤以额、颈、躯干处为甚。皮损为密集排列的针头大小丘疹、丘疱疹,周围绕以红晕。有瘙痒和灼热感。③脓痱:好发于幼儿皮肤皱襞处及头颈部。皮损为针头大的浅表脓疱或丘脓疱疹。④深痱:好发于躯干,也可波及肢体和面部。皮损为密集、与汗孔一致的非炎性丘疱疹。

4.①夏季发病,气温下降或至秋凉后自然消退;②好发于四肢伸面和躯干,尤以双胫前多见;③皮损初起为红斑,继之出现密集针头至粟粒大丘疹和丘疱疹,搔抓后出现抓痕、血痂,皮肤肥厚及色素沉着,无糜烂及渗出;④剧烈瘙痒。

【实训指导】

一、实训目的

掌握光斑贴试验的操作,熟悉光斑贴试验的原理及临床意义。

二、实训物品

高压汞气石英灯或水冷式石英灯、普通玻璃、斑贴材料。

三、实训步骤

1. 将可疑光敏物于患者背部同时做三处斑贴试验或使用斑贴试验胶带同时进行几种不同试验物。

2. 用高压汞气石英灯或水冷式石英灯,在前臂屈侧测定最小红斑量(MED)。

3. 24小时后去除三处斑贴试验物,斑贴部位的四周用黑布覆盖。第一处去除后立即用遮光物覆盖,避免任何光线照射,作为对照;第二处用低于MED的亚红斑量照射,主要是UVB;第三处用经普通窗玻璃滤过的光源照射,主要是UVA,时间为MED的20~30倍。

4. 照射后24、48、72小时分别观察结果。

四、原理及临床意义

在皮肤斑贴试验的基础上,再给予一定剂量的紫外线照射,若斑试物中有光敏物质,经紫外线照射后在敏感机体的皮肤受试部位可出现迟发型变态反应,用于检测机体对某些光敏剂的光毒性或光变应性反应的敏感性及证实有无光感物质存在。

仅在亚红斑量照射处出现阳性反应可判定为光毒性反应,仅在窗玻璃滤过后光源照射处出现阳性反应可判定为光变应性反应,若两者均出现阳性反应则说明既有光毒反应又有光变应性反应。连续观察 72 小时无反应者不能肯定一定不是光敏物质,因个别潜在光敏物质可能推迟到 96 小时后才出现反应。

(张 彤)

第十二章

瘙痒性皮肤病

【内容要点】

第一节 神经性皮炎

1. 病因 一般认为是大脑皮层兴奋和抑制功能失调所致。可能与个体素质、精神紧张、自主神经功能紊乱、胃肠功能障碍等有关。

2. 临床表现 分为局限性和播散性两型。

(1)局限性神经性皮炎:多见于中青年,好发于易受摩擦的部位,如颈后侧、眼睑、肘关节伸侧、腰骶部,初发时,局部皮肤阵发性剧痒,无皮疹发生。反复搔抓、摩擦后出现成群针头至粟粒大扁平丘疹,三角形或多角形,逐渐融合成片,皮沟加深,皮嵴隆起呈苔藓样变,有色素沉着。病程慢性,愈后易复发。

(2)播散性神经性皮炎:多见于中老年人,皮损形态特征与局限性相同。本病多先自颈部开始,然后广泛分布全身。

3. 治疗 避免过度劳累与精神紧张,忌食刺激性食物,避免热水烫洗。全身治疗用抗组胺类药物和镇静剂口服。局部治疗外用糖皮质激素类制剂和各种止痒剂。

第二节 瘙 痒 症

1. 病因 全身性瘙痒症常与神经精神因素、某些全身性疾病、内分泌失调、性激素水平下降,气候改变和化学性刺激等有关。局限性瘙痒症病因有时与全身性瘙痒症相同。此外,常因局部患有痔疮、肛裂、蛲虫、阴道念珠菌病、阴道滴虫病或接触卫生垫等发病。

2. 临床表现

(1)全身性皮肤瘙痒症:一般无原发皮疹,瘙痒为本病特征性表现。皮肤常因搔抓出现继发损害,如抓痕、血痂、苔藓样变、湿疹样变、继发感染等。

(2)局限性皮肤瘙痒症:瘙痒发生于身体某一部位。常见于肛门、阴囊、女阴,也可见于头皮、小腿、掌跖、外耳等处。

(3)特殊类型瘙痒症:老年性瘙痒症、冬季瘙痒症、夏季瘙痒症。

3. 治疗 寻找病因并去除,禁食辛辣刺激性食物及热水肥皂烫洗。全身治疗用抗组胺药与镇静剂、维生素 C 与钙剂等。局部治疗用止痒剂、润肤剂、糖皮质激素制剂。

第三节　痒　疹

1. 病因　一般认为与迟发型变态反应有关,部分患者同时伴有过敏性鼻炎、哮喘、荨麻疹等过敏性疾病。昆虫叮咬、食物及药物过敏、环境变化、神经精神因素、内分泌或胃肠功能紊乱、营养不良、贫血、慢性感染病灶、恶性肿瘤、遗传等可能与本病有关。

2. 临床表现　分急性单纯性痒疹、慢性痒疹和症状性痒疹。

(1)急性单纯性痒疹:本病多发于春、夏、初秋季节,多见于儿童及青少年,好发于腰背、腹、臀、小腿等处。皮疹初期为红色风团样丘疹,直径 1～2cm 大小,呈纺锤形或枣核状损害,中央常有小水疱。自觉剧痒,常因搔抓继发感染。

(2)慢性痒疹:①小儿痒疹:多发生于 3 岁以下儿童,以下肢多见,皮损初为风团或风团样丘疹,风团消退后出现小米粒至高粱粒大、健皮色或淡红色坚硬小丘疹或小结节,即痒疹小结节。瘙痒剧烈。②成人痒疹:以 30 岁以上女性多见,好发于躯干、四肢伸侧,初发皮损与急性单纯性痒疹相类似,继以小米到绿豆大小、淡红或健皮色多发性坚实圆形或顶部略扁平的丘疹,不融合。瘙痒剧烈。病程慢性迁延。③结节性痒疹:多见于成年女性,以小腿伸侧多见。皮损初期为水肿性红色坚实丘疹,渐呈黄豆或更大的半球状结节,顶部角化呈疣状外观,表面粗糙呈暗褐色,孤立散在分布,瘙痒剧烈,病程慢性,可长期不愈。

(3)症状性痒疹:多发于妊娠妇女(妊娠性痒疹)或肿瘤(如淋巴瘤或白血病)患者,与体内代谢产物或自身变应性因素有关。多发生在两次妊娠以上的妇女,一般产后 3～4 周自行消退。好发于躯干、腹部及四肢近端。皮损特点为风团样丘疹及丘疱疹。再次妊娠很少复发,约 2.5% 患者可造成死胎。

3. 治疗　一般治疗同瘙痒症。全身治疗可口服抗组胺药或镇静剂。局部治疗可外用糖皮质激素制剂、焦油类制剂及水杨酸制剂等,结节性痒疹皮损数目少者可行冷冻、激光治疗。

【练习题及参考答案】

一、练习题

(一) 名词解释

1. 神经性皮炎　　　　　　　　　　　　　　3. 瘙痒症

2. 痒疹横疼

(二) 选择题

1. 神经性皮炎的症状是

　　A. 灼热　　　　　　　　B. 蚁走感　　　　　　　　C. 阵发性剧痒

　　D. 麻木　　　　　　　　E. 持续性疼痛

2. 神经性皮炎主要应与哪种疾病鉴别

　　A. 接触性皮炎　　　　　B. 痒疹　　　　　　　　　C. 急性湿疹

　　D. 慢性湿疹　　　　　　E. 扁平苔藓

3. 小儿痒疹皮损初期,常见的损害是

　　A. 风团样丘疹　　　　　B. 苔藓样变　　　　　　　C. 脓疱

D. 结节　　　　　　　　　　　E. 扁平丘疹

4. 神经性皮炎外用药应选用

A. 糖皮质激素霜剂、酊剂、硬膏　　　　B. 莫匹罗星软膏

C. 特比萘芬乳膏　　　　　　　　　　D. 酮康唑乳膏

E. 氧化锌软膏

5. 结节性痒疹的皮疹是

A. 斑疹　　　　　　　　　　　　　　B. 扁平丘疹

C. 松弛性水疱　　　　　　　　　　　D. 黄豆或更大的半球状结节

E. 风团样丘疹,表面有丘疱疹

6. 皮肤瘙痒症应选用下列哪类内服药物治疗

A. 抗组胺药和镇静剂　　　B. 糖皮质激素　　　C. 免疫抑制剂

D. 抗生素　　　　　　　　E. 维 A 酸类

7. 神经性皮炎内用常选用哪类药物

A. 抗组胺药　　　　　　　B. 维 A 酸类　　　　C. 免疫抑制剂

D. 糖皮质激素　　　　　　E. 抗生素类

（三）问答题

1. 简述神经性皮炎的主要临床表现。

2. 简述急性痒疹的临床表现及治疗原则。

二、练习题参考答案

（一）名词解释

1. 是一种以阵发性剧痒及皮肤苔藓样变为特征的慢性炎症性皮肤病。

2. 痒疹搔抓继发感染引起腹股沟淋巴结肿大,不痛、不红、不化脓,称痒疹横痃。

3. 仅有瘙痒症状而无原发性皮肤损害的皮肤病。

（二）选择题

1. C　2. D　3. A　4. A　5. D　6. A　7. A

（三）问答题

1. 临床分局限性和泛发性。局限性神经性皮炎多发于中青年,好发于颈后、肘关节伸侧、腰骶部。初发时,皮肤阵发性剧痒,逐渐出现成群针头至粟粒大小扁平丘疹,三角形或多角形,可融合成片,皮纹加深,皮嵴隆起呈苔藓样变,正常肤色或淡褐色,表面光滑或有少量鳞屑。播散性神经性皮炎皮损形态特征与局限性相同,多从颈部开始,后播散全身。

2. 多见于儿童及青少年,多发于春夏秋季节,皮疹好发于腰背、腹、臀、小腿等处。初为红色风团样丘疹,直径 1～2 厘米大小,呈纺锤形或枣核状损害,中央常有丘疱疹,下肢及足部皮损可有水疱或大疱,疱壁紧张,多群集,剧痒,可因搔抓继发感染。治疗为寻找病因并去除之,口服抗组胺药、维生素 C、钙剂,局部外用炉甘石洗剂、糖皮质激素类乳剂。

【实训指导】

一、实训目的

掌握结节性痒疹冷冻治疗的操作,熟悉结节性痒疹冷冻治疗的原理、适应证和禁忌证。

二、实训物品

液氮、冷冻治疗器、平面铜头或棉签。

三、实训步骤

1. 选择好待处置的痒疹结节 1 个。

2. 选择与欲治疗结节同样大小的特制平面铜头或棉签。

3. 将液氮倒入冷冻治疗器中,旋紧盖子,将冷冻治疗器上特制的平面铜头置于病损表面,加压接触 10~15 秒。亦可用棉签浸以液氮直接接触病损处进行治疗。

4. 反复冻融治疗共 3 次。

四、原理及临床意义

利用制冷剂深低温使细胞内外冰晶形成,细胞脱水,局部血液淤滞,而使病变组织坏死脱落。

适应证:寻常疣、扁平疣、传染性软疣、尖锐湿疣、雀斑、结节性痒疹、草莓状血管瘤、脂溢性角化病、化脓性肉芽肿、基底细胞上皮瘤等。

禁忌证:冷球蛋白血症、冷纤维蛋白血症、雷诺症、严重的寒冷性荨麻疹及年老、体弱和对冷冻不能耐受者。

(王淑安)

第十三章

红斑丘疹鳞屑性皮肤病

【内容要点】

第一节 多形红斑

1. 病因 可能与感染(单纯疱疹病毒、支原体)、药物、全身性疾病和物理因素等有关。

2. 临床表现 皮疹呈多形性对称性分布,按皮疹特点,临床分三型。

(1)红斑-丘疹型:好发于面部、手、足背、掌跖及四肢伸侧等。皮疹主要为红斑和丘疹,形成特征性的虹膜样或靶形损害。皮疹对称分布,自觉微痒。

(2)水疱-大疱型:常由红斑-丘疹型发展而来,以簇集或散在的水疱、大疱、血疱为主要皮损,分布广泛,黏膜也常受累。可伴有全身症状,如发热、关节痛等。

(3)重症型:又称 Stevens-Johnson 综合征,本型多见于儿童,起病急,全身中毒症状重。皮损数目多,分布广泛,表现为水肿性鲜红色或暗红色靶形红斑或瘀斑,其上很快出现水疱、大疱、血疱,常迅速融合成大片,尼氏征阳性。黏膜广泛受累。可并发严重的内脏损害,继发感染者可引起败血症。

3. 治疗 轻型:抗组胺药、维生素 C、钙剂口服;水疱-大疱型及重症型:早期足量应用糖皮质激素、抗组胺药,有感染者应用敏感抗生素,加强支持疗法,加强护理。局部治疗:皮损按外用药治疗原则处理,注意黏膜损害的处理。

第二节 银 屑 病

1. 病因 一般认为是在遗传背景的基础上,由多种内外环境因素引起,是一种免疫介导的多基因遗传性皮肤病。

2. 临床表现 根据皮疹特点及病情轻重,临床分为四型。

(1)寻常型银屑病:最多见,皮疹好发于头皮、躯干、四肢伸侧、肘、膝关节,也可广泛对称分布全身。典型皮疹具有蜡滴现象、薄膜现象、点状出血现象(Auspitz 征)。形态多种多样,头皮损害毛发呈束状,指甲呈顶针状。多数患者冬季复发或加重,夏季缓解。按病程可分为三期:进行期、静止期、消退期。急性点滴状银屑病常见于青少年,发病前常有咽喉部链球菌感染史。起病急,数天内泛发全身,皮损为 0.3~0.5cm 大小的红斑、丘疹、斑丘疹,鳞屑少,潮红显著,伴有不同程度瘙痒。

(2)红皮病型银屑病:是一种较少见的严重型银屑病,多因治疗不当而诱发。皮疹特点为全身皮肤弥漫性潮红、肿胀、浸润,表面大量鳞屑,其间可见岛屿状正常皮肤。患者常有全身症状。病程较长,易复发。

(3)脓疱型银屑病:分为泛发性和局限性两型。①泛发性脓疱型银屑病:是银屑病中最严重的一型。多在寻常型银屑病损害的基础上或在正常皮肤上突然发生红斑,表面迅速出现成群的针尖到米粒大小的黄白色无菌性浅表小脓疱,脓疱可融合成"脓湖"。常伴有畏寒、高热等全身症状。脓疱持续 1～2 周可干涸结痂,病情自行缓解,但可呈周期性反复发作。②局限性脓疱型银屑病可分为掌跖脓疱病和连续性肢端皮炎。

(4)关节病型银屑病:约20%～30%的银屑病患者伴关节损害。主要为非对称性外周多关节炎,以手、腕、足等小关节多见。重者膝、踝、肩、髋、脊柱等大关节也可累及,关节红肿疼痛、功能受限,重者出现关节畸形。皮疹加重时,关节病变也随之加重。

3. 治疗　针对不同病因、类型、病期给予相应治疗。皮疹数目少,病情轻者,宜以局部治疗为主,可外用糖皮质激素、维 A 酸类、焦油类、维生素 D_3 类似物等;皮损数量多、病情严重者可全身应用维 A 酸类、免疫抑制剂及生物制剂;发病与感染密切相关者可全身应用抗生素;本病治疗只能达到近期疗效,不能根治。治疗前应对患者进行病情评估,应有整体观念并充分考虑患者的受益和风险及经济可承受性,在此基础上制定个体化治疗方案。不能过分强调药物是治疗银屑病的唯一方法。

第三节　白色糠疹

1. 病因　目前认为是非特异性皮肤炎症。营养不良、维生素缺乏、风吹日晒、患部皮肤过度清洗和皮肤干燥可诱发本病。

2. 临床表现　多春季发病。好发于儿童的面部,皮损为圆形或椭圆形浅表性色素减退性斑片,大小不等,境界略清楚,上覆少量细小糠状鳞屑。一般无自觉症状,病程慢性,可自行消退,但可复发。

3. 治疗　可自行消退,一般不必治疗。应避免过度清洗和日光暴晒。局部可外用硅油霜、5%尿素软膏、5%硫磺霜或 5%硫磺煤焦油软膏、1% 金霉素软膏,也可内服复合维生素 B。

第四节　玫瑰糠疹

1. 病因　目前多认为与人类疱疹病毒(HHV-6、HHV-7)感染有关。细胞免疫反应可能参与本病的发生。

2. 临床表现　多发于春秋季节,好发于躯干、颈部、四肢近端。多数患者在上述某一部位先出现一个圆形或椭圆形玫瑰红色的母斑,1～2 周后,发生多数扁豆大的斑疹或斑丘疹(子斑)。皮疹的长轴多与肋骨平行,轻微瘙痒。病程多为 6～8 周,本病可自然痊愈,一般不再复发。

3. 治疗　口服抗组胺药、维生素 C、红霉素、复方青黛丸。局部治疗:可外用炉甘石洗剂、糖皮质激素霜剂,对皮肤干燥者可外用润肤剂。病程迁延者可行紫外线(UVB 或 NB-UVB)治疗。

第五节 扁平苔藓

1. 病因 一般认为与免疫、遗传、药物、病毒感染等有关。

2. 临床表现 多见于成年人,皮疹好发于腕及前臂屈侧、股内侧、躯干、腰及臀部等处。典型皮损为紫红色多角形扁平丘疹,粟粒至绿豆大小或更大,有的皮疹中央微凹陷,表面覆有一层光滑发亮的蜡样薄膜样鳞屑,亦可见到白色带有光泽的小斑点或细浅的网状白色条纹,称为 Wickham 纹,为本病特征性损害。在急性期,常因搔抓出现同形反应。可伴有口腔黏膜损害,有时可为本病唯一损害。扁平苔藓有一些特殊的类型,如:急性泛发性扁平苔藓、肥厚型扁平苔藓、线状扁平苔藓、毛囊性扁平苔藓、大疱性扁平苔藓,此外还有萎缩性扁平苔藓、掌跖扁平苔藓、光线性扁平苔藓等。

3. 治疗 全身应用抗组胺药、氯喹或羟氯喹、维 A 酸类药物及免疫调节剂;重症泛发型应用糖皮质激素、免疫抑制剂;局部用糖皮质激素制剂、维 A 酸类制剂等。

【练习题与参考答案】

一、练习题

（一）名词解释

1. Köebner 征　　　　　　　　　　　　　3. Auspitz 征

2. 虹膜样损害

（二）选择题

1. 多形红斑典型皮损是

　　A. 靶形红斑　　　　　　B. 糜烂　　　　　　　C. 浅溃疡

　　D. 结节　　　　　　　　E. 鳞屑斑片

2. 急性点滴状银屑病的发病常与哪种病原体感染有关

　　A. 病毒　　　　　　　　B. 杆菌　　　　　　　C. 支原体

　　D. 链球菌　　　　　　　E. 真菌

3. Köebner 征发生在寻常型银屑病的

　　A. 进行期　　　　　　　B. 静止期　　　　　　C. 消退期

　　D. 痊愈后　　　　　　　E. 各期均可发生

4. 寻常型银屑病在急性进行期外用药治疗时,应选用下列哪种剂型

　　A. 刺激性强的药物　　　B. 高浓度药物　　　　C. 温和性低浓度药物

　　D. 角质松解剂药物　　　E. 腐蚀剂

5. 玫瑰糠疹表面覆有下列哪种鳞屑

　　A. 多层银白色鳞屑　　　　　　　　B. 黏着性鳞屑

　　C. 油腻性鳞屑　　　　　　　　　　D. 细薄糠秕样鳞屑

　　E. 光滑发亮的蜡样薄膜样鳞屑

6. 下列哪种制剂不能用于重症型多形红斑口腔黏膜的处理

　　A. 复方硼砂溶液　　　　B. 3% 过氧化氢　　　C. 生理盐水

　　D. 外涂 1% 丁卡因甲紫液　　E. 75% 乙醇及聚维酮碘

7. 下列哪项不是扁平苔藓的典型损害

　　A. 圆形或椭圆形丘疱疹　　　　　　　　B. 紫红色多角形扁平丘疹

　　C. Wickham 纹　　　　　　　　　　　　D. 光滑发亮的蜡样薄膜样鳞屑

　　E. 白色带有光泽的小斑点

8. 患者男性,50 岁。头皮、躯干等处发生红色丘疹和斑块,表面覆有多层银白色鳞屑,刮去鳞屑后见一层半透明薄膜,再刮则见点状出血,本病诊断

　　A. 玫瑰糠疹　　　　　　　B. 扁平苔藓　　　　　　　C. 慢性湿疹

　　D. 银屑病　　　　　　　　E. 神经性皮炎

（三）问答题

1. 简述寻常型银屑病的主要临床表现。

2. 玫瑰糠疹的临床表现及治疗原则。

二、练习题参考答案

（一）名词解释

1. 寻常型银屑病进行期,外观正常皮肤受到各种损伤,如抓伤、针刺,在损伤处出现新皮疹,称同形反应,即 Köebner 征。

2. 常见于多形红斑。初为 0.5 ~ 1cm 的圆形或椭圆形水肿性鲜红色斑,1 ~ 2 天内可逐渐增大为水肿性的丘疹或斑块,皮损中央颜色变暗红或暗紫红色,有时为丘疹、水疱或大疱,在其周围可出现隆起的水肿性苍白色环,环的外缘为紫红色斑,形成特征性的虹膜样或靶形损害。

3. 寻常型银屑病皮疹刮去鳞屑及薄膜后,见点状小出血点,称点状出血现象,即 Auspitz 征。

（二）选择题

1. A　2. D　3. A　4. C　5. D　6. E　7. A　8. D

（三）问答题

1. 皮损好发于头皮、躯干、四肢伸面、肘、膝关节,也可广泛分布全身。皮损为鳞屑性红斑、丘疹、斑块,蜡滴现象、薄膜现象、点状出血现象对银屑病有诊断价值。头皮损害毛发呈束状,指甲呈"顶针状"外观。慢性经过,冬重夏轻。可分进行期、静止期、消退期,进行期可出现同形反应。

2. 多见于春秋季节,好发于青年及成年人。皮疹好发于躯干、颈部、四肢近端,初起为一直径 2 ~ 3 厘米的圆形或椭圆形橙红色或黄红色母斑,约 1 ~ 2 周后迅速发生多数扁豆大的子斑,长轴与皮肤纹理一致。皮疹孤立互不融合,覆有糠秕样鳞屑。轻微瘙痒,病程多为 4 ~ 8 周或更长,治疗可口服抗组胺药、维生素 C、红霉素、复方青黛丸;外用炉甘石洗剂、糖皮质激素霜剂,对皮肤干燥者可外用润肤剂。病程迁延者可行紫外线(UVB 或 NB-UVB)治疗。

【实训指导】

一、实训目的

掌握银屑病光化学治疗的操作,熟悉银屑病光化学治疗的原理、适应证与禁忌证,了解

长波紫外线治疗仪的结构。

二、实训物品

长波紫外线治疗仪,8-甲氧补骨脂素。

三、实训步骤

1. 寻常型银屑病患者口服 8-甲氧补骨脂素片 0.5~0.6mg/kg,2 小时后照射长波紫外线。

2. 开启长波紫外线治疗仪并调整其参数,首次照射为最小红斑量,或 3/4 最小红斑量,以后每次照射逐渐加大剂量,每次增加 1/4~1/2 最小红斑量,每周照射 2~3 次。

3. 当病情好转至 95% 的皮损消退时,即可进入巩固治疗期。即每周照射 1 次,连续 4 次;每 2 周照射 1 次,连续 2 次;每 4 周照射 1 次,1 次。

四、原理及适应证与禁忌证

补骨脂素是一种光敏性物质,在长波紫外线作用下,与表皮细胞的胸腺嘧啶基发生光毒反应,致使细胞 DNA 的复制受到影响,进而抑制表皮细胞增生、皮肤色素增加,从而达到治疗目的。

适应证:银屑病、斑秃、白癜风、泛发性扁平苔藓、掌跖脓疱病等。

禁忌证:对紫外线敏感者、白内障、恶性黑素瘤及有严重器质性疾病等。

（王淑安）

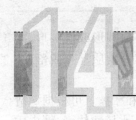

第十四章

遗传、代谢障碍性皮肤病

【内容要点】

第一节　毛周角化病

1. 病因　是一种常见的角化异常性疾病,常有家族史。

2. 临床表现　为多发性针尖到米粒大小的毛囊角化性丘疹,毛囊口有角质栓,好发于上臂、股外侧及臀部,有时可见面部损害。皮损通常在冬季明显,夏季好转。一般无自觉症状。

3. 治疗　轻者可外用润肤剂,较重者可外用角质松解剂。

第二节　汗孔角化病

1. 病因　患者多有家族史,为常染色体显性遗传性疾病。日光暴晒可为部分病人的发病诱因。

2. 临床表现　多在青春期前后发病,男性多见。好发于四肢、面部、颈部等暴露部位。典型皮损呈环形或不规则环形,境界清楚,边缘堤状隆起,有沟槽状角化物质,中央区皮肤光滑、干燥并有轻度萎缩,缺乏毳毛。皮损大小不一,可为单发,也可为广泛对称分布。临床上可分为经典斑块型(Mibelli 型)、浅表播散型、单侧线状型、播散性浅表性光化性汗孔角化症、掌跖合并播散性汗孔角化症(Mantoux 型)等类型。

3. 治疗　日晒病情加重者可口服氯喹或羟氯喹;皮损泛发者可口服阿维 A 酯或阿维 A 酸,但停药后趋于复发。皮损孤立、较小者可行 CO_2 激光、电灼、液氮冷冻或手术切除;数目较多者可外用 5%~10% 水杨酸软膏,或 0.05%~0.1% 维 A 酸软膏,或 2%~5% 5-氟尿嘧啶软膏。

第三节　掌跖角化病

1. 病因　本病大多与遗传有关,可为显性遗传,也可为隐性遗传。

2. 临床表现　①弥漫性掌跖角化病:6 个月~1 岁后掌跖出现弥漫性斑块,表面粗糙,色黄酷似胼胝,常因皮肤弹性消失而发生皲裂,引起疼痛,造成手足活动困难。皮损境界清楚,可达掌跖侧缘,与周围正常皮肤间有一潮红边缘。掌跖可单独或同时受累,一般不扩展至手足背面。②点状掌跖角化病:以 15 ~ 30 岁年龄段居多。典型皮损为多数圆形或椭圆形、粟粒至绿豆大小的角化性丘疹,散发于掌跖及指部,亦可排列成片或线状。角质丘疹脱落后,可呈现火山口样小凹陷。

3. 治疗 原则是减少角质层增厚,润滑皮肤,预防皲裂,减少压力和摩擦。可根据病情口服维 A 酸类药物或 β-胡萝卜素,局部外用角层松解剂,如 10%~20% 水杨酸软膏、糖皮质激素制剂。

第四节 鱼 鳞 病

1. 病因 寻常型鱼鳞病、先天性大疱性鱼鳞病样红皮病为常染色体显性遗传;性联鱼鳞病为 X 染色体连锁隐性遗传;板层状鱼鳞病共分三型,Ⅰ型为常染色体隐性遗传,由 14q11.2 上的 *TGM*-1 基因突变引起,Ⅱ型和Ⅲ型分别由 2q34 上的 *ABCA*12 和 9q13.12 上的 *CYP4F*22 基因突变引起。

2. 临床表现 ①寻常型鱼鳞病:常幼年发病,青春期后病情可逐渐减轻。好发于四肢伸侧及背部,尤以双小腿伸侧为甚,对称分布。典型皮损呈褐色至深褐色菱形或多角形鳞屑,鳞屑中央固着,边缘游离,如鱼鳞状。②性联鱼鳞病:婴儿早期发病,仅见于男性,女性为携带者。皮损广泛,以四肢伸侧及躯干下部为重。皮肤干燥粗糙,鳞屑大而显著,呈黄褐色或污黑色大片鱼鳞状。病情不随年龄增长而减轻。③先天性大疱性鱼鳞病样红皮病:患儿出生时即可发病,表现为皮肤弥漫性红斑、湿润和表皮剥脱,受到轻微创伤或摩擦后则在红斑基础上发生大小不等的松弛性水疱,易破溃糜烂,其上再度形成鳞屑、红斑及水疱;约经 1个月左右,红斑和水疱逐渐减轻,代之以全身皮肤的过度角化。本病预后不好。④板层状鱼鳞病:出生时或生后不久即见全身弥漫性红斑,在红斑上有大的灰棕色四方形鳞屑(板层状),中央黏着而边缘游离高起,严重者鳞屑可厚如铠甲。轻症者仅发生于肘窝、腘窝及颈部,重者泛发全身,呈红皮病样表现。

少见的类型还有火棉胶婴儿与胎儿鱼鳞病。

3. 治疗

(1)全身治疗:①维生素 A:成人 2.5 万 IU/次,3 次/日,口服;小儿 2000 ~ 4000IU/d。长期大量应用,有毒副作用。②严重患者可在冬季口服异维 A 酸或阿维 A 以缓解症状。

(2)局部治疗:以温和、保湿、柔润皮肤和轻度剥脱为原则。①温水浴后在皮肤仍湿润时外搽凡士林或 10%~20% 尿素软膏;②40%~60% 丙二醇溶液封包过夜,每周 2~3 次;③外用 0.05%~0.1% 维 A 酸霜、3%~5% 水杨酸软膏、30% 鱼肝油软膏。④钙泊三醇软膏外用,共 12 周,每周最大量为 100g,疗效较好。

第五节 维生素 A 缺乏病

1. 病因 维生素 A 缺乏主要与下列因素有关:慢性腹泻或不合理的食物烹调导致维生素 A 丢失过多;偏食、减肥等造成维生素 A 摄入不足;妊娠、哺乳、生长发育过快等造成维生素 A 相对不足;此外,某些全身性疾病和长期服用某些药物如异烟肼等也可引起维生素 A 的缺乏。

2. 临床表现

（1）眼部症状：最早出现。首先发生眼部干燥、暗适应能力减退及夜盲，继之结膜失去正常的光泽和弹性。在角膜侧缘处可出现毕脱氏斑。角膜感觉可减退，角膜干燥并逐渐失去光泽，严重时角膜上皮混浊软化、溶解坏死、形成溃疡，导致失明。

（2）皮肤症状：皮疹好发于股外侧、上臂后侧、肩、背及臀部等处。表现为散在或密集分布的针头大小圆锥形毛囊角化性丘疹，暗红色或褐色，中央有棘刺状角质栓，剥去坚实角质栓后留有凹陷，无炎症，可重新长出。丘疹密集处如蟾皮状，故又称蟾皮病。

（3）黏膜症状及其他表现：呼吸道、泌尿生殖系统、外分泌腺等处可出现上皮角化异常，引起相应的临床症状。

3. 治疗　去除病因。补充维生素 A：轻症者 1 万 U/d，重症者 5 万~8 万 U/d；婴儿 4500U/d，儿童 9000U/d，口服不吸收者可肌肉注射。一般 2~4 周症状好转，可逐渐减量，应持续 2~4 个月。皮损处可外搽 0.05%~0.1% 的维 A 酸霜或 10%~15% 尿素霜。注意保护眼睛。

第六节　肠病性肢端皮炎

1. 病因　本病为一种锌缺乏病，常染色体隐性遗传，是由位于染色体 8q24.3 上的 *SLC39A4* 基因突变所致。患儿血清锌水平 ≤9μmol/L。

2. 临床表现

（1）皮炎：口角炎常为早期症状，皮损好发于口鼻、肛门、女阴等腔口周围、四肢末端及骨突起部位，对称分布。典型皮损为境界清楚的鳞屑性暗红斑，与银屑病的损害相类似，周围有红晕，常伴有白色念珠菌和细菌感染。

（2）腹泻：约 90% 的患者有消化道症状，如厌食、腹胀、呕吐和腹泻等。大便呈水样或泡沫状，量多且伴有恶臭或酸臭味，每日数次。由于慢性腹泻而致进行性营养不良、免疫功能低下。

（3）脱发：脱发与皮损同时或稍后出现，呈弥漫性或片状脱发，严重者可致全秃，眉毛、睫毛亦可脱落。可伴指（趾）甲损害。

3. 治疗　补充锌制剂：常用硫酸锌 2mg/（kg·d）口服，连续用药 3~4 周能达到满意疗效，此后可根据血清锌水平调整剂量。亦可服用葡萄糖酸锌和醋酸锌。如有细菌感染者可外用莫匹罗星或 1% 新霉素软膏，2 次/日。有念珠菌感染者可外用 2% 甲紫溶液或 2% 咪康唑霜。

第七节　原发性皮肤淀粉样变

1. 病因　许多细胞（如角质形成细胞、浆细胞、成纤维细胞、肥大细胞）和组织均可合成或衍化生成淀粉样蛋白，后者可沉积在真皮乳头内。皮肤的一些慢性刺激如摩擦、创伤、虫咬等，可导致角质形成细胞损伤并发生丝状变性，脱落到真皮，最后也形成淀粉样蛋白。部分患者有家族史。

2. 临床表现

（1）苔藓样淀粉样变：多累及中年，男性多见。皮损好发于小腿胫前，典型皮损为绿豆大小半球形、圆锥形或多角形丘疹,密集而不融合,呈棕色、褐色、淡红或正常肤色,质硬,表面角化、粗糙,有少量鳞屑,顶端可有黑色角栓,剥离后顶部留脐形凹陷。小腿和上臂皮疹沿皮纹呈念珠状排列,具有特征性。自觉剧烈瘙痒,病程慢性。

(2)斑状淀粉样变:多见于中年女性。常对称发生于肩胛间区,也可累及上臂伸侧、胫前及下肢等处。皮疹初为成群的直径 1～3mm 褐色、紫褐色、灰色或蓝色斑疹,可融合成特征性的网状或波纹状色素沉着斑,具有诊断价值。斑状淀粉样变常因搔抓等慢性刺激而转变为苔藓样淀粉样变。

3. 治疗 对瘙痒明显者可应用抗组胺药;对皮损广泛和症状严重者可试用普鲁卡因静脉封闭;亦可口服阿维 A。局部皮损内注射曲安西龙或泼尼松龙,1 次/1～2 周,疗效较好;小面积外用 60% 二甲基亚砜溶液涂擦,1～2 次/日,疗效较佳;亦可外用 0.1% 维 A 酸霜及糖皮质激素霜剂或与焦油类制剂混合封包。

【练习题与参考答案】

一、练习题
(一)名词解释
1. 掌跖角化病　　　　　　　　　　　　3. 肠病性肢端皮炎
2. 原发性皮肤淀粉样变

(二)选择题
1. 属于遗传性皮肤病的是

    A. 麻风病　　　　　　B. 恶性黑素瘤　　　　　　C. 脓疱疮

    D. 鱼鳞病　　　　　　E. 带状疱疹

2. 关于性联鱼鳞病,下列描述正确的是

    A. 为鱼鳞病中较多的临床类型　　　　B. 皮损比寻常型轻

    C. 多见于女性　　　　　　　　　　　D. 婴儿早期即发病

    E. 是常染色体显性遗传

3. 各型鱼鳞病的共同特点是

    A. 表皮有角化过度的鳞屑　　　　　　B. 毛囊角化性丘疹

    C. 病情冬重夏轻　　　　　　　　　　D. 掌跖角化过度

    E. 病情在青春期前后渐有好转

4. 某男,自幼发现四肢伸侧尤其是小腿的皮肤干燥粗糙,表面有褐色鳞屑,鳞屑中央固着而边缘游离如鱼鳞状。冬季皮肤干燥加重,可有瘙痒感,无其他症状。最可能的诊断是

    A. 维生素 A 缺乏病　　　B. 鱼鳞病　　　　　　　C. 毛周角化症

    D. 掌跖角化病　　　　　E. 以上均不是

5. 苔藓状淀粉样变的特征性皮疹为

    A. 发生在小腿胫前的丘疹沿皮纹呈念珠状排列　　B. 针头大小的褐色斑点

    C. 半球形有蜡样光泽的丘疹　　　　　　　　　　D. 丘疹顶端有角质栓

    E. 丘疹多散在分布

6. 下列哪项不是维生素 A 缺乏病的病因

A. 维生素 A 丢失过多   B. 维生素 A 摄入不足

C. 维生素 A 吸收不良   D. 维生素 A 需要量增加而没有及时补充

E. 基因遗传

7. 患儿女性,2 岁,因口、会阴及四肢末端皮疹而就诊。患儿人工喂养,体质瘦弱,精神萎靡,约半岁时出现口角炎,之后腹泻不断,时轻时重,曾治疗效果不好。皮肤科检查:口、鼻、肛门、外阴及四肢远端可见鳞屑性红斑、水疱,伴少量渗出与结痂。头部弥漫性脱发。本病最可能的诊断是

A. 维生素 A 缺乏病   B. 营养不良   C. 烟酸缺乏病

D. 慢性湿疹   E. 肠病性肢端皮炎

（三）问答题

1. 简述寻常型鱼鳞病的临床表现。

2. 简述维生素 A 缺乏病的临床表现。

3. 简述肠病性肢端皮炎的临床表现。

二、练习题参考答案

（一）名词解释

1. 是以手掌、足跖部弥漫性或局限性角化过度为特点的一组遗传性皮肤病。

2. 是指淀粉样蛋白沉积于正常的皮肤组织中而不累及其他器官的一种慢性代谢障碍性皮肤病。

3. 是一种婴幼儿营养代谢障碍、锌缺乏引起的以腔口周围和四肢末端皮炎,伴脱发、慢性腹泻及情感淡漠为特征的皮肤病。

（二）选择题

1. D 2. D 3. A 4. B 5. A 6. E 7. E

（三）问答题

1. 此型最常见,系常染色体显性遗传,常幼年发病,冬重夏轻。好发于四肢伸侧尤其下肢胫部明显,而身体屈侧及皱褶部位不受累及,对称分布。皮损表现轻重不一,轻者仅表现为冬季皮肤干燥粗糙,表面有细小的糠秕样鳞屑;重者可波及全身,角质增殖异常显著,表面粗糙,呈乳头状或棘状突起,伴有掌跖过度角化,皲裂及指趾甲改变。典型皮损呈褐色至深褐色菱形或多角形鳞屑,鳞屑中央粘着,边缘游离,如鱼鳞状。患者一般无症状,但冬季皮肤干燥加重,可有瘙痒和不适感。

2. 主要临床表现有三方面。①眼部症状:最早出现。首先发生眼部干燥、夜盲及暗适应能力减退,继之结膜失去正常的光泽和弹性,在角膜侧缘处出现典型的三角形、泡沫状不被泪液所湿润的干燥斑,称为毕脱斑。严重时角膜上皮干燥,甚至混浊、软化、坏死、形成溃疡,导致失明。②皮肤症状:皮疹好发于四肢伸面、肩、背及臀部等处。初期皮肤干燥、粗糙伴脱屑,继之为圆锥形的毛囊角化性丘疹,中央有棘刺状角质栓,剥去坚实角质栓后留有凹陷,无炎症。丘疹密集处如蟾皮状,故又称蟾皮病。③黏膜症状及其他表现:毛发干燥无光泽、易脱落。甲板光泽减退、苍白、有纵沟、横纹及凹点,脆性增加。呼吸道及泌尿生殖道黏膜上皮增生、角化、易继发感染。

3. 多发生于断奶后的婴儿,平均发病年龄为 9 个月。主要表现为三个方面:①皮肤损害:皮损好发于口、鼻、肛门、女阴等腔口周围、骨突起部位及四肢末端,对称分布。皮疹早期为炎性红斑,继之在红斑基础上发生群集性小水疱或大疱,尼氏征阴性,疱破后糜烂结痂,可

逐渐融合成边界清楚的周边带有红晕的鳞屑性暗红斑,愈后无瘢痕和萎缩,常继发白念珠菌感染。②腹泻:呈水样或泡沫状大便,量多且伴有恶臭或酸臭味,每日数次,尚有厌食、腹胀、呕吐等消化道症状。由于慢性腹泻可致营养不良、消瘦、发育迟缓等。③毛发和甲损害:可见毛发稀疏细软、色黄无光泽,脱发呈弥漫性或片状脱发,严重者可致全秃。眉毛睫毛亦可脱落。指(趾)甲肥厚、变形、萎缩或脱落,亦可继发甲沟炎。

(魏双平)

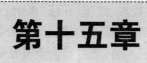

第十五章

皮肤血管炎

【内容要点】

第一节　过敏性紫癜

1. 病因　细菌、病毒、寄生虫、食物和药物等均可成为本病的诱发因素。恶性肿瘤和自身免疫性疾病亦可导致本病。发病机制可能为Ⅲ型超敏反应，是一种 IgA 抗体介导的超敏反应性毛细血管和细小血管炎。

2. 临床表现　多见于儿童和青少年，男性多于女性。好发于下肢而以小腿伸侧多见，多对称分布。典型皮损为针头至黄豆大小高起可触及的紫癜、出血性斑丘疹、瘀点或瘀斑，部分皮损可融合，压之不褪色。病程迁延，多数在 1~2 个月痊愈，重者迁延 1~2 年，常复发，临床分为以下 5 型：

(1)单纯型紫癜：损害仅局限于皮肤者。

(2)关节型紫癜：又称为 Schönlein 型，本型以紫癜伴有关节肿胀、疼痛为特点，以膝关节和踝关节受累为主，常伴有小腿下 1/3 肿胀，皮损发展时关节症状加重。

(3)腹型紫癜：又称为 Henoch 型紫癜，本型以紫癜伴消化道症状为特点，可出现脐周和下腹部疼痛、恶心、呕吐等，重者可有便血、肠穿孔或肠套叠。

(4)肾型紫癜：本型以紫癜并发肾脏损害为主，可出现血尿、蛋白尿、管型尿，少数可出现程度不等的肾功能不全。

(5)混合型紫癜：同时具有上述各型紫癜的症状。

3. 治疗　寻找和去除可疑致病因素，避免服用可疑药物和食物。已知细菌感染为诱因者应用抗生素，去除感染病灶，注意休息，避免剧烈运动。

单纯性紫癜首选双嘧达莫，25mg，每日三次，儿童剂量酌减；可口服抗组胺药和降低血管通透性的药物。关节型紫癜给予氨苯砜、羟氯喹，疼痛明显时加服非甾体抗炎药。对腹型、肾型紫癜，除上述治疗外，可酌情应用糖皮质激素及免疫抑制剂。

第二节　变应性皮肤血管炎

1. 病因　感染、药物、自身免疫性疾病和恶性肿瘤在体内产生免疫复合物而引发本病。发病机制与Ⅲ型变态反应有关。

2. 临床表现　多见于中青年，女性多于男性。好发于下肢、踝部和臀部，尤以小腿为主,常对称分布。皮损呈多形性,可表现为紫癜、红斑、丘疹、水疱、血疱,糜烂、结节、坏死及溃疡等,常多种皮疹同时存在,但以紫癜、结节、坏死和溃疡为主要特征。有瘙痒和烧灼感,较大的丘疹、结节及溃疡伴疼痛,可有发热、头痛、乏力和关节痛等全身症状。

部分患者可累及内脏器官称为系统性变应性血管炎,可出现相应的症状。累及胃肠道可出现腹痛、恶心、呕吐或便血;肾脏受累可出现蛋白尿、血尿;神经系统受累可出现头痛、感觉及运动障碍或复视;累及肺部时 X 线双肺可见弥漫性浸润或结节状阴影。

病程慢性,反复发作,可迁延数月甚至数年。

3. 治疗　寻找并去除可能的致病因素,注意休息;口服维生素 C、芦丁、阿司匹林、吲哚美辛等;也可口服氨苯砜 100 ~ 150 毫克/日或沙利度胺 75 ~ 150 毫克/日。皮损泛发、症状较重或伴有内脏损害者可全身应用糖皮质激素,如泼尼松 30 ~ 40 毫克/日,症状减轻后逐渐减量。

第三节　结节性红斑

1. 病因　一般认为是细菌、病毒及真菌感染、结核或药物所致的血管迟发性过敏反应,也可见于某些免疫异常性疾病。

2. 临床表现　多见中青年女性。好发于小腿伸侧,皮损为鲜红色圆形、类圆形疼痛性结节,直径 1 ~ 5cm,数个至数十个,稍高出皮面,表面皮肤鲜红紧张,水肿发亮,皮温高,中等硬度,对称分布,互不融合。数日后结节软化,颜色逐渐由鲜红色变为紫红色、黄褐色,不破溃、不化脓,消退后遗留暂时性色素沉着。有明显疼痛和压痛。3 ~ 6 周结节自行消退,可复发。

部分患者结节持续不退,炎症及疼痛症状较轻,持续 1 ~ 2 年不破溃,称为慢性结节性红斑或迁延性结节性红斑。

3. 治疗　发热时卧床休息,抬高患肢以减轻局部水肿;寻找病因,去除感染灶,治疗原发疾病;疼痛明显者服用非甾体类抗炎药,如吲哚美辛、阿司匹林等;结节数目多、疼痛明显时服用泼尼松 20 ~ 30 毫克/日,症状缓解后逐渐减量停药;也可选用羟氯喹、氨苯砜,碘化钾口服也有较好疗效。

第四节　色素性紫癜性皮肤病

1. 病因　一般认为本病是淋巴细胞围管性毛细血管炎。重力和静脉压升高是主要的局部诱发因素。

2. 临床表现

(1)进行性色素性紫癜性皮肤病:多见于成年男性。好发于小腿伸侧及踝部、足背,呈单侧或对称分布。典型皮损为大小不一的棕褐色或黄褐色斑片,表面可见呈撒辣椒粉样外观的针尖大小红色瘀点,皮损数目多少不等。无症状或有轻度瘙痒,慢性病程。

(2)毛细血管扩张性环状紫癜:青年女性多见。好发于下肢特别是小腿伸侧,对称分布。皮损初起为紫红色环状斑疹,直径 1 ~ 3cm,边缘有明显的毛细血管扩张,中央出现点状、针尖大红色瘀点,颜色渐变为棕褐、紫褐或黄褐色。单个皮损可持续数月、数年不变,亦可中央逐渐消退并有轻度萎缩,边缘离心性扩大呈环状、半环状或同心圆样损害。皮损可自然消退,但其边缘可再出现新的皮疹。无症状或有轻度瘙痒。慢性病程。

(3)色素性紫癜性苔藓样皮炎:多见于40~60岁的男性。好发于小腿,也可延及大腿和躯干下部,对称分布。皮损特点为针尖大至粟粒大铁锈色苔藓化丘疹,伴紫癜性损害,融合成边界不清的斑片或斑块。斑块内有红斑、瘀点及橘红色、铁锈色、黄褐色等不同颜色的丘疹,表面少量鳞屑。瘙痒。慢性病程。

3. 治疗　内服维生素C、芦丁、钙剂等降低血管通透性的药物,伴有瘙痒时内服抗组胺药,严重病例内服糖皮质激素疗效较好,但停药后易复发。局部可外用糖皮质激素霜剂。

【练习题与参考答案】

一、练习题
(一) 名词解释
1. 关节型过敏性紫癜　　　　　　　3. 结节性红斑
2. 色素性紫癜性皮肤病　　　　　　4. 变应性皮肤血管炎
(二) 选择题
1. 结节性红斑的发病与下列哪项无关

　A. 感染　　　　　B. 药物　　　　　C. 物理因素

　D. 恶性肿瘤　　　E. 自身免疫性疾病

2. 结节性红斑的临床表现,叙述错误的是

　A. 疼痛性结节　　B. 可伴有发热,关节酸痛等　　C. 中青年女性好发

　D. 结节易发生破溃　　E. 皮损常多发

3. 结节性红斑的病变主要累及

　A. 表皮　　　　　B. 真皮浅层　　　C. 真皮深层

　D. 皮下组织　　　E. 基底膜

4. 关于过敏性紫癜的实验室检查,哪项是错误的

　A. 毛细血管脆性试验阳性　　　B. 可有血尿、蛋白尿

　C. 血小板计数减少　　　　　　D. 出凝血时间正常

　E. 凝血因子在正常范围

5. 小腿伸侧皮肤出现棕褐色斑片伴辣椒粉样出血点,诊断首先考虑

　A. 进行性色素性紫癜性皮肤病　　B. 过敏性紫癜

　C. 硬红斑　　　　　　　　　　　D. 血小板减少性紫癜

　E. 变应性皮肤血管炎

6. 患者男性,10岁,因臀部及四肢皮肤出现瘀点、瘀斑2周,双足背及小腿水肿5天来就诊,血常规检查血小板正常,尿蛋白(++),并见细胞管型。该患者最可能的诊断为

　A. 单纯型过敏性紫癜　　　　　B. 进行性色素性紫癜性皮肤病

　C. 血小板减少性紫癜　　　　　D. 肾型过敏性紫癜

　E. 变应性皮肤血管炎

7. 患者女性,25岁,双下肢红色结节伴疼痛10天。发病前有急性扁桃体炎病史。皮肤科情况:双小腿伸侧见十余个红色结节,稍高出皮面,对称分布,压痛明显,双踝关节轻度肿胀、压痛。该患者诊断首先考虑

A. 结节性红斑   B. 变应性皮肤血管炎   C. 硬红斑

D. 结节性痒疹   E. 白塞病

8. 患者女性,35 岁,小腿和足部皮疹伴疼痛 1 周。1 周前因咽喉部疼痛有服用"去痛片"的病史。皮肤科情况:双小腿和足部见紫癜、丘疹、水疱、血疱、浅表溃疡及结节,对称分布,以内踝附近较多,该患者最可能的诊断是

A. 过敏性紫癜   B. 变应性皮肤血管炎

C. 进行性色素性紫癜性皮肤病   D. 色素性紫癜性苔藓样皮炎

E. 毛细血管扩张性环状紫癜

9. 患者男性,46 岁,双小腿反复出现皮疹伴轻度瘙痒 2 个月余。皮肤科情况:双小腿伸侧及踝部、足背见棕褐色斑片,其间及边缘见散在红色瘀点,呈撒辣椒粉样外观。无毛细血管扩张,未见铁锈色苔藓化丘疹。该患者诊断是

A. 过敏性紫癜   B. 静脉曲张性淤积性皮炎

C. 进行性色素性紫癜性皮肤病   D. 色素性紫癜性苔藓样皮炎

E. 毛细血管扩张性环状紫癜

(三) 问答题

1. 简述结节性红斑的临床表现。

2. 简述过敏性紫癜的临床表现。

3. 简述变应性皮肤血管炎的临床表现。

4. 简述色素性紫癜性皮肤病的临床类型及其特点。

二、练习题参考答案

(一) 名词解释

1. 过敏性紫癜同时伴有关节肿胀、疼痛和活动受限。

2. 是一组类似的由淋巴细胞介导的红细胞外渗所致的疾病,以紫癜和色素沉着为特征,包括进行性色素性紫癜性皮肤病、毛细血管扩张性环状紫癜和色素性紫癜性苔藓样皮炎。

3. 发生于皮下脂肪的炎症性结节性疾病,典型表现为小腿伸侧的红色疼痛性结节和斑块,组织病理表现为间隔性脂膜炎。

4. 一种主要累及真皮浅层小血管及毛细血管的过敏性、炎症性皮肤病,以双下肢出现紫癜、结节、坏死和溃疡为主的多形性皮损为特征。

(二) 选择题

1. C   2. D   3. C   4. C   5. A   6. D   7. A   8. B   9. C

(三) 问答题

1. 多见中青年女性,好发于小腿伸侧。发病前有发热、乏力、肌肉和关节疼痛等症状。皮损为鲜红色圆形、类圆形疼痛性结节,直径 1~5cm,数个至数十个,稍高出皮面,表面皮肤鲜红紧张,水肿发亮,皮温高,中等硬度,对称分布,互不融合。结节不破溃、不化脓,消退后遗留暂时性色素沉着。有明显疼痛和压痛。约 3~6 周结节自行消退,但可复发。

2. 好发于儿童和青少年,男性多于女性。好发于下肢而以小腿伸侧多见,多对称分布。皮损表现为针头至黄豆大小高起可触及的紫癜、出血性斑丘疹、瘀点或瘀斑,可融合,压之不褪色。病程迁延,多数在 1~2 个月痊愈,重者迁延 1~2 年。根据主要临床表现分为单纯型紫癜、关节型紫癜、腹型紫癜、肾型紫癜及混合型紫癜。

3. 好发于中青年,女性多于男性,好发于下肢和臀部,尤以小腿为主,常对称分布。皮损呈多形性,可表现为紫癜、红斑、丘疹、水疱、血疱、糜烂、结节、坏死及溃疡等,常多种皮疹同时存在,但以紫癜、结节、坏死和溃疡为主要特征。有瘙痒和烧灼感,较大的丘疹、结节及溃疡伴疼痛,可有发热、头痛、乏力和关节痛等全身症状。慢性病程,反复发作,可迁延数月甚至数年。

4.（1）进行性色素性紫癜性皮肤病:多见于成年男性。好发于小腿伸侧及踝部、足背,呈单侧或对称分布。典型皮损为大小不一的棕褐色或黄褐色斑片,表面可见呈撒辣椒粉样外观的针尖大小红色瘀点,皮损数目多少不等。无症状或有轻度瘙痒,慢性病程。

（2）毛细血管扩张性环状紫癜:青年女性多见。好发于下肢特别是小腿伸侧,对称分布。皮损初起为紫红色环状斑疹,直径1～3cm,边缘有明显的毛细血管扩张,中央出现点状、针尖大红色瘀点,颜色渐变为棕褐、紫褐或黄褐色。单个皮损可持续数月、数年不变,亦可中央逐渐消退并有轻度萎缩,边缘离心性扩大呈环状、半环状或同心圆样损害。皮损可自然消退,但其边缘可再出现新的皮疹。无症状或有轻度瘙痒。慢性病程。

（3）色素性紫癜性苔藓样皮炎:多见于40～60岁的男性。好发于小腿,也可延及大腿和躯干下部,对称分布。皮损特点为针尖大至粟粒大铁锈色苔藓化丘疹,伴紫癜性损害,融合成边界不清的斑片或斑块。斑块内有红斑、瘀点及橘红色、铁锈色、黄褐色等不同颜色的丘疹,表面少量鳞屑。瘙痒。慢性病程。

【实训指导】

一、实训目的

掌握毛细血管脆性试验的操作,熟悉毛细血管脆性试验的原理和适应证。

二、实训物品

血压计、尺子、圆规。

三、实训步骤

1. 仰卧或坐位,被测上肢伸直,前臂屈侧向上,肌肉放松。在上臂缚以血压计袖带。
2. 在前臂肘下4cm处画直径5cm的圆圈,观察圆圈内有无出血点,有则标记。测量血压,然后使压力保持在收缩压与舒张压之间,持续8分钟。若很快呈阳性反应,可提前减压,终止试验。
3. 取下袖带,将前臂上举,休息5分钟,在所画圆圈内计数新的出血点。

四、原理和适应证

由于毛细血管脆性和通透性增加,利用血压计袖带加压后,皮肤出现出血点,统计新的出血点数目来估计毛细血管的损伤程度。正常范围:男性0～5个新出血点,女性0～10个新出血点。

毛细血管脆性试验常用于过敏性紫癜、免疫性或继发性血小板减少性紫癜、单纯性紫癜、老年性紫癜、维生素C缺乏病、遗传性毛细血管扩张症、肝病和某些急性传染病等。

（段昕所）

第十六章

结缔组织病

【内容要点】

结缔组织病包括一组累及多系统、多器官疏松结缔组织的疾病,属于自身免疫性疾病范畴。本组疾病有许多共同特征,如患者血清中可检测出多种自身抗体,组织病理改变主要为淋巴细胞浸润、纤维蛋白样变性和血管炎等,用糖皮质激素等免疫抑制剂治疗有效。本组疾病包括红斑狼疮、皮肌炎、硬皮病等。

第一节 红斑狼疮

1. 病因 目前认为与遗传因素、性激素、感染因素、药物因素、环境因素等有关。

2. 临床表现 临床上可分为盘状红斑狼疮、亚急性皮肤型红斑狼疮、狼疮性脂膜炎(深在性红斑狼疮)、系统性红斑狼疮等。

(1)盘状红斑狼疮:主要累及皮肤,好发于头面部,特别是两颊和鼻背,其次为耳廓、颈外侧、头皮。基本损害为境界清楚的紫红色丘疹或斑块,表面附有黏着性鳞屑,鳞屑下方有角栓,陈旧皮损中心可有萎缩、毛细血管扩张和色素减退。黏膜损害多累及口唇,表现为红斑、糜烂和溃疡;耳廓有时可发生冻疮样皮损和萎缩;头皮损害可导致永久性秃发。少数播散型 DLE 患者可有白细胞减少、血沉加快、球蛋白增高等表现。

(2)亚急性皮肤型红斑狼疮:好发于光照部位如面、耳、颈前"V"字形区、上肢伸侧,躯干上部的皮损常发生于"披肩毛巾"所覆盖部位。皮肤表现主要有两型:①丘疹鳞屑型:为表面覆有少许细薄鳞屑的丘疹、斑疹或斑块,无角栓,呈银屑病样或糠疹样;②环形红斑型:皮损呈环形或弧形,相邻皮损可融合成多环形或脑回形,中央消退,外周为轻度浸润的水肿性红斑,表面平滑或覆少许鳞屑,无明显角栓。约 80% 患者 ANA 阳性,60%~70% 患者抗 Ro/SSA 抗体和抗 La/SSB 抗体阳性,后两种抗体被认为是 SCLE 的标志抗体,其中环形红斑型抗 La/SSB 抗体阳性率更高。

(3)狼疮性脂膜炎(深在性红斑狼疮):皮损表现为深达真皮或皮下组织的结节或斑块,一个或多个,质硬,皮损表面常为皮色或淡红色,或为典型 DLE。有些结节可被吸收,表面凹陷或坏死、溃疡,愈合后留萎缩性瘢痕。

(4)系统性红斑狼疮:是 LE 中最严重的类型,多系统、多脏器受累,多见于育龄期妇女,常见皮疹为面部水肿性蝶形红斑、盘状红斑、光敏感、口鼻咽部溃疡、皮肤血管炎、脱发、雷诺现象、大疱性皮损、荨麻疹样血管炎、网状青斑等。可引起肾脏及心血管、呼吸、神经、消化、血液等系统的损害,主要死亡原因是肾衰竭、狼疮性脑病和继发感染等。血常规检查可有贫血、白细胞和血小板减少,淋巴细胞绝对数常减少,血沉加快提示疾病活动;尿常规检查可见蛋白尿、血尿和管型尿;血清中可检测到多种自身抗体,其中 ANA 为 SLE 的筛选抗体,抗 ds-DNA 抗体、抗 Sm 抗体对 SLE 的特异性较高,有重要诊断意义,其他还有抗心磷脂抗体、抗 ENA 抗体,包括 U1RNP、Ro/SSA、La/SSB 抗体等。

3. 治疗 对于盘状红斑狼疮、亚急性皮肤红斑狼疮、狼疮性脂膜炎等可用小剂量泼尼松 15~30 毫克/日治疗,病情好转后缓慢减量;羟氯喹 200 毫克/日,分 2 次口服,一般连用 3~4 周;酌情外用糖皮质激素霜剂。系统性红斑狼疮的治疗遵循个体化原则,糖皮质激素是治疗 SLE 的主要药物;免疫抑制剂如环磷酰胺、硫唑嘌呤、环孢素、他克莫司、霉酚酸酯、雷公藤总甙等可联用以减少激素的用量和不良反应;其他药物如静滴免疫球蛋白可用于重症 SLE,羟氯喹可用于治疗光敏感,非甾体类抗炎药可用于关节炎的治疗。

第二节 皮 肌 炎

1. 病因 可能与自身免疫、感染、遗传和恶性肿瘤等有关。

2. 临床表现 可分为六种亚型:①成人皮肌炎;②皮肌炎伴恶性肿瘤;③儿童皮肌炎;④皮肌炎合并其他结缔组织病;⑤无肌病性皮肌炎;⑥多发性肌炎。

(1)典型皮损:包括①双上眼睑为中心的水肿性紫红色斑,具有很高的诊断特异性;②Gottron丘疹和 Gottron 征;③皮肤异色症;④技工手;⑤面部、头皮、前胸"V"字形区、上背部和颈、肩部"围巾"区的红斑;⑥甲周皮肤潮红,常有毛细血管扩张、瘀点及甲小皮角化。

(2)肌炎表现:对称性近端肌无力是肌炎的主要临床表现,最常侵犯的肌群是四肢近端肌群、肩胛带肌、颈部和咽喉部肌群。急性期表现为肌无力、肿胀、肌肉疼痛和压痛,以后逐渐出现相应肌群受累的临床症状,如举手、下蹲、上台阶、抬头、吞咽困难及声音嘶哑或带鼻音、进流食呛咳等,甚至发生气管异物而危及生命。眼肌受累时则出现复视,严重时可累及呼吸肌和心肌,出现呼吸困难、心悸、心律不齐,甚至心力衰竭等。

(3)约20% 成人患者合并恶性肿瘤:40 岁以上者发生率最高,皮肌炎可先于肿瘤 2 年左右,或同时或后于肿瘤出现,各种肿瘤均可发生,多为实体瘤,常见的有鼻咽癌、肺癌、胃肠道癌、乳腺癌、宫颈癌等。

3. 治疗 对中年以上患者进行全面的系统检查,早期发现合并的内脏恶性肿瘤,并及时治疗。糖皮质激素常用泼尼松,初始量一般为 1~2mg/(kg. d),即 60~100 毫克/日,病情稳定后逐渐减量,一般以 10~20 毫克/日维持数月或数年。免疫抑制剂如甲氨蝶呤、环磷酰胺、硫唑嘌呤,环孢素 A、雷公藤总甙等可与糖皮质激素联合使用或单独使用。蛋白同化剂苯丙酸诺龙肌注对肌力恢复有一定作用,重症皮肌炎可用血浆置换疗法,肌肉症状严重者可配合理疗及针刺疗法等。

第三节 硬 皮 病

1. 病因 局限性硬皮病可能与遗传、外伤或感染有关,主要累及皮肤。系统性硬皮病可能与自身免疫和血管病变有关,患者血清中可检测到多种自身抗体如抗 Scl-70 抗体、抗着丝点抗体等。

2. 临床表现 分为局限性硬皮病和系统性硬皮病两型。

(1)局限性硬皮病:①斑块状硬斑病:较常见,以躯干多见。典型皮损为直径 1~10cm 或更大的淡黄或象牙白色斑块,具有蜡样光泽,周围绕以紫红色晕,触之有皮革样硬度。数年后,硬度减轻,局部萎缩、变薄。②线状硬斑病:多累及儿童和青少年,好发于四肢、肋间及额部,常沿一侧肢体、肋间神经呈线状或带状分布,局部皮损显著凹陷,常开始即成萎缩性,可累及皮下脂肪、肌肉和筋膜,甚至骨骼,相互粘连硬化。发生于头皮和额部的线状硬皮病,常呈刀砍状凹陷瘢痕。③点滴状硬斑病:多发于颈、胸、肩、背等处。损害为黄豆至分币大小簇集性或散在排列的小斑点,圆形,有时稍凹陷,表面光滑发亮,呈珍珠母样或象牙白色,病变活动时周围有紫红色晕。早期质地硬,后期质地变软或有"羊皮纸"感觉。④泛发性硬斑病:罕见,皮损的形态与斑块状硬斑病相同,但特点为皮疹分布广泛,可相互融合。好发于躯干及四肢近端。

(2)系统性硬皮病:根据临床表现分为肢端型和弥漫型两型。多数患者有雷诺现象等前驱症状。肢端型约占系统性硬皮病的 95%,皮肤硬化始于肢端、面部,渐发展至前臂、颈、躯干,进展速度较慢,内脏损害较轻,预后较好;弥漫型约占系统性硬皮病的 5%,开始即为全身弥漫性硬化,病情发展迅速,内脏损害严重,多在 2 年内发生全身皮肤和内脏广泛硬化,预后差。

皮损依次经历水肿期、硬化期和萎缩期,水肿期皮肤有肿胀紧绷感,压之无凹陷,经数月或更长时间皮肤肿胀消退进入硬化期,表现为皮肤变硬、变紧,不易捏起,表面有蜡样光泽,进一步发展,皮肤、皮下组织及肌肉明显萎缩,犹如一层皮肤紧贴骨骼。指端、关节处极易发生鸟眼状溃疡,不易愈合。

系统病变:食管最常受累,表现为吞咽困难,食物反流及胸骨后灼痛或上腹部饱胀感;胃肠受累常表现为腹痛、腹泻与便秘交替,有类似麻痹性肠梗阻的表现及吸收障碍综合征;心脏受累可表现为心功能不全、心律失常、心绞痛甚至心力衰竭;肺间质纤维化时,发生进行性呼吸困难及肺源性心脏病;肾损害可发生硬化性肾小球肾炎,伴有高血压,氮质血症,严重时可致急性肾衰竭。

3. 治疗 目前尚无特效疗法,宜早期诊断、早期治疗。

(1)局限性硬皮病:早期可外用糖皮质激素,或皮损内注射糖皮质激素混悬液。卡泊三醇软膏、0.1% 他克莫司软膏外用对局限性硬皮病有一定效果。口服维生素 E,200~300 毫克/日。窄谱中波紫外线(NB-UVB)光疗;泛发性硬斑病可参照系统性硬皮病进行治疗。

(2)系统性硬皮病:对疾病早期病情进展较快以及伴关节、肌肉和肺部等器官系统受累者和弥漫性硬皮病,可用中、小剂量糖皮质激素,如泼尼松 30 毫克/日,连服数周,渐减至5~10 毫克/日维持;而对肢端型硬皮病及伴肺纤维化和(或)有肾损害者,则应限制或不用糖皮质激素。可根据病情选用抗纤维化药物和改善微循环的药物。

【练习题与参考答案】

一、练习题

(一)名词解释

1. ANA

2. 雷诺现象

3. Gottron 丘疹和 Gottron 征

4. CREST 综合征

（二）选择题

1. SLE 好发于

   A. 老年人　　　　　　　　B. 幼儿　　　　　　　　C. 青年男性

   D. 青年女性　　　　　　　E. 中年男性

2. SLE 是一种

   A. 感染性疾病　　　　　　B. 自身免疫性疾病　　　C. 传染性疾病

   D. 遗传性疾病　　　　　　E. 先天性疾病

3. 下列哪种自身抗体对诊断 SLE 的特异性最高

   A. 抗 Ro 抗体　　　　　　B. 抗 ds- DNA 抗体　　　C. ANA

   D. 抗 SSB 抗体　　　　　E. 抗 RNP 抗体

4. SLE 患者的实验室检查中下列哪项数值可增高

   A. 白细胞　　　　　　　　B. 红细胞　　　　　　　C. 红细胞沉降率

   D. 血小板　　　　　　　　E. 淋巴细胞

5. 皮肌炎的特征性皮损是

   A. 面部蝶形红斑　　　　　　　　　　B. 双上眼睑水肿性紫红斑

   C. 双手背虹膜状红斑　　　　　　　　D. 面部环状红斑

   E. 腕屈侧多角形紫红色扁平丘疹

6. 皮肌炎患者何处肌肉最先受累

   A. 肋间肌　　　　　　　　B. 膈肌　　　　　　　　C. 四肢近端肌肉

   D. 心肌　　　　　　　　　E. 眼肌

7. 以下哪项有助于皮肌炎的早期诊断

   A. 血脂　　　　　　　　　B. 血糖　　　　　　　　C. 还原型血红蛋白

   D. 肌酸激酶　　　　　　　E. 白细胞计数

8. 皮肌炎的诊断标准不包括

   A. 对称性四肢肌群无力　　B. 心电图异常　　　　　C. 肌酶增高

   D. 特征性肌炎　　　　　　E. 典型皮损

9. 硬皮病临床上分为

   A. 肢端硬化型与系统硬化型硬皮病

   B. 局限性硬皮病与系统性硬皮病

   C. 单发性斑状硬皮病与多发性斑状硬皮病

   D. 肢端硬皮病与弥漫性硬皮病

   E. 硬斑病与系统硬化型硬皮病

10. 系统性硬皮病的标志性抗体为

   A. 抗 Sm 抗体　　　　　　B. 抗 dsDNA 抗体　　　　C. 抗 Scl-70 抗体

   D. 抗着丝点抗体　　　　　E. 抗心磷抗体

（三）问答题

1. 简述 SCLE 的临床表现。

2. 试述美国风湿病学会（ARA）1997 年修订的 SLE 分类诊断标准。

3. 试述皮肌炎的诊断标准，并列举需要鉴别诊断的疾病。

4. 简述线状硬皮病的临床表现。

二、练习题参考答案

（一）名词解释

1. 是一组包括核膜、核质及核仁中各种成分的自身抗体，不同种类抗核抗体常与某些疾病有关，检测时常采用鼠肝印片等作为底物进行间接免疫荧光检查。

2. 多由寒冷、情绪波动以及其他诱发因素，是由于间歇性末梢小动脉痉挛、管腔狭窄引起的一种血管功能异常，以双手指皮肤苍白、青紫而后潮红为特征。反复发作的雷诺现象可使局部皮肤发生溃疡、萎缩、硬化甚至坏疽，可原发也可继发于其他疾病。

3. Gottron 丘疹为掌指/指（趾）关节伸侧的紫红色丘疹，其中心可发生萎缩并有色素减退和毛细血管扩张，一般发生在疾病后期；Gottron 征为掌指/指（趾）关节伸侧、肘、膝关节伸侧及内踝对称融合的紫红色斑，伴或不伴水肿。

4. 是肢端型硬皮病的一种亚型，包括皮肤钙质沉着、雷诺现象、食管受累、指（趾）硬皮病和毛细血管扩张，由于系统受累有限，病程缓慢，故预后较好。

（二）选择题

1. D 2. B 3. B 4. C 5. B 6. C 7. D 8. B 9. B 10. C

（三）问答题

1. 好发于光照部位如面、耳、颈前"V"字形区、上肢伸侧，躯干上部的皮损常发生于"披肩毛巾"所覆盖部位。皮肤表现主要有两型：①丘疹鳞屑型：为表面覆有少许细薄鳞屑的丘疹、斑疹或斑块，无角栓，呈银屑病样或糠疹样；②环形红斑型：皮损呈环形或弧形，相邻皮损可融合成多环形或脑回形，中央消退，外周为轻度浸润的水肿性红斑，表面平滑或覆少许鳞屑，无明显角栓。约80%患者 ANA 阳性，60%~70%患者抗 Ro/SSA 抗体和抗 La/SSB 抗体阳性，后两种抗体被认为是 SCLE 的标志抗体，其中环形红斑型抗 La/SSB 抗体阳性率更高。

2. ①蝶形红斑；②盘状红斑；③光敏感；④口腔溃疡；⑤非侵蚀性关节炎；⑥浆膜炎（心包炎或胸膜炎）；⑦肾病（蛋白尿＞0.5g/日或细胞管型）；⑧中枢神经系统病变（无其他原因解释的抽搐或精神病）；⑨血液学异常（溶血性贫血伴网织红细胞增生或白细胞减少，低于4000/mm^3，达2次以上；或淋巴细胞减少，低于1500/mm^3，达2次以上；或血小板低于100000/mm^3）；⑩免疫学异常：红斑狼疮细胞阳性，抗 dsDNA 抗体阳性或抗 Sm 抗体或抗心磷脂抗体阳性（基于 IgG 或 IgM 抗心磷脂抗体、狼疮抗凝物或梅毒血清学假阳性反应6个月以上）；⑪ANA 滴度异常且无其他原因解释。具有上述11项标准中4项或更多项，相继或同时出现，即可诊断为 SLE。

3. ①典型皮损；②对称性四肢近端肌无力；③血清肌酶升高；④肌电图呈肌源性改变；⑤肌肉活检为肌纤维变性和间质血管周围炎性病变。需与系统性红斑狼疮、系统性硬皮病等进行鉴别；多发性肌炎需与进行性肌营养不良、重症肌无力、风湿性肌痛等进行鉴别。

4. 多累及儿童和青少年，好发于四肢、肋间及额部，常沿一侧肢体、肋间神经呈线状或带状分布，局部皮损显著凹陷，常开始即成萎缩性，可累及皮下脂肪、肌肉和筋膜，甚至骨骼，相互粘连硬化。发生于头皮和额部一侧的硬皮病，常呈刀砍状凹陷瘢痕。严重者可伴同侧面部萎缩及同侧舌萎缩。

（张金松）

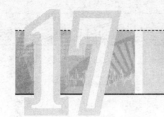

第十七章

大疱性皮肤病

【内容要点】

第一节 天 疱 疮

1. 病因 天疱疮是由表皮细胞间抗体介导的自身免疫性大疱性皮肤病。患者血液循环中存在特异性天疱疮自身抗体,寻常型天疱疮的抗原是桥粒芯糖蛋白Ⅲ(分子量130kd)和桥斑珠蛋白(85kd);落叶型天疱疮的抗原是桥粒芯糖蛋白Ⅰ(分子量160kd)。抗体与抗原结合,使角质形成细胞释放纤维蛋白酶原激活物,引起细胞表面蛋白酶活性增加,从而导致细胞间黏合物质降解,造成棘细胞松解。

2. 临床表现 可分为寻常型、增殖型、落叶型、红斑型。

(1)寻常型天疱疮:最常见,多发生于中年人。在外观正常的皮肤或红斑基础上发生松弛性水疱或大疱,疱壁薄,尼氏征阳性。水疱易破,形成糜烂面,继发细菌感染时常伴有恶臭味。皮损常见于胸、背、头、面、颈等部位。约半数患者的损害初发于口腔黏膜,表现为水疱、糜烂,数月后才出现皮肤损害,而且常在皮损消退后口腔损害仍持续存在。皮损消退后遗留色素沉着斑。

(2)增殖型天疱疮:好发于脂溢部位如头面、腋下、胸背、脐窝、阴股部。分为轻型和重型,轻型原发损害为小脓疱,疱破后在糜烂面上形成增殖性损害。重型初起为松弛性水疱,尼氏征阳性,水疱破后糜烂面逐渐增生,形成乳头瘤样斑块。常伴黏膜损害。

(3)落叶型天疱疮:好发于头面、躯干。水疱发生于外观正常的皮肤或红斑上,为松弛性大疱,壁更薄,极易破,尼氏征阳性。在糜烂面上形成黄褐色油腻性疏松的鳞屑和薄痂,如落叶状。痂下湿润,有腥臭味。

(4)红斑型天疱疮:皮损好发于头面、胸背,很少累及四肢及黏膜。面部损害为鳞屑性红斑,呈蝶形分布。头皮及躯干损害为散在的红斑,红斑上发生松弛性水疱,疱壁极薄,易破,尼氏征阳性。在糜烂面上常结成黄痂或脂性鳞屑,类似脂溢性皮炎。

3. 治疗 全身用药:①糖皮质激素:首选泼尼松口服,根据病情初始剂量为1~2mg/(kg·d)。用药2~5天后,根据有无新水疱出现、糜烂面是否干燥、尼氏征是否转阴性以及天疱疮抗体滴度下降情况来判断用药剂量是否达到足量。皮损消退2周后开始减量,首次减量可减原量的1/4~1/3,以后每次减当前用量的1/10~1/6,维持量一般为5~15毫克/日。病情严重者可用大剂量甲泼尼龙、地塞米松冲击治疗,连续3~5天后改为常规用量的泼尼松口服。②免疫抑制剂:免疫抑制剂与糖皮质激素联合应用,亦可单独用于对糖皮质激素治疗抵抗的病例。③大剂量丙种球蛋白静脉注射和血浆置换疗法。④氨苯砜。⑤继发感染者抗感染治疗。

局部加强皮肤护理,防止继发感染。

第二节 家族性慢性良性天疱疮

1. 病因 常染色体显性遗传病,致病基因位于染色体 3q21-24 的 ATP2C1。70% 患者有家族史。

2. 临床表现 多发生于青壮年,尤以 10~30 岁最多见。皮损好发于颈、腋窝、腹股沟,其次可见于肛周、乳房下、肘窝和躯干,在红斑或外观正常的皮肤上发生松弛性水疱,疱壁薄易破,尼氏征阳性,疱破后形成糜烂面和结痂。慢性病程,夏季加重,冬季减轻或缓解,愈后不留瘢痕,呈周期性发作和缓解交替。

3. 治疗

(1) 全身治疗:①抗生素治疗:常选择四环素、青霉素、红霉素、米诺环素等,病情控制后可小剂量维持一定时间,如四环素 250~500 毫克/日;②氨苯砜:剂量为 100~200 毫克/日,分次口服;③泼尼松:适用于严重病例,剂量为 30 毫克/日;④甲氨蝶呤:剂量为每周 7.5~15mg,口服或静脉给药。

(2) 局部治疗:①抗生素或抗真菌制剂;②糖皮质激素制剂局部外用或皮损内注射;③境界线或放射性核素照射。

第三节 大疱性类天疱疮

1. 病因 抗原主要为位于半桥粒斑块中的跨膜蛋白 BP180(大疱性类天疱疮抗原 2,BPAg2),BPAg2 与抗体结合,激活补体系统,使基底细胞膜半桥粒和锚丝等断裂、消失,形成表皮下水疱。

2. 临床表现 本病好发于 50 岁以上的中老年人。皮损好发于胸腹、腋下、腹股沟及四肢屈侧。典型损害为外观正常的皮肤或红斑上发生浆液性水疱或大疱,疱壁厚而紧张,不易破裂,疱液初期澄清,后变混浊。尼氏征阴性。水疱成批发生,此起彼伏。此外,尚可出现红斑、丘疹或荨麻疹样损害,少数患者有黏膜损害。常有中重度瘙痒。

3. 治疗

(1) 全身治疗:①糖皮质激素:中等量泼尼松 1mg/(kg·d),每日晨 8 点一次口服,病情控制后逐渐减量维持;②免疫抑制剂:硫唑嘌呤、环磷酰胺或甲氨蝶呤可单独或与糖皮质激素联合应用;③氨苯砜口服;④四环素或米诺环素。

(2) 局部治疗:注意创面清洁,糜烂面可用 1:8000 高锰酸钾溶液、0.1% 依沙吖啶溶液湿敷,或外用糖皮质激素制剂。

第四节 线状 IgA 大疱性皮病

1. 病因 儿童线状 IgA 大疱疮性皮病多发于学龄前儿童,胃肠道疾病、感染和药物等与本病有密切关系;成年人线状 IgA 大疱疮性皮病常与免疫性疾病,恶性肿瘤,感染和药物等有密切关系。

2. 临床表现　临床分成人型和儿童型。

（1）儿童型：皮损分布广泛，以股内侧，臀部为多。面部损害多局限于口周。皮损特征以紧张性水疱，大疱为主，疱壁厚，存在时间长，疱破后愈合较快，皮损消退后遗留色素沉着，不留疤痕。病情轻重不一，常有瘙痒。发病较急，病程慢性，周期性发作与缓解，2~3年后可逐渐减轻。少年或成年后可完全缓解。

（2）成年型：平均发病年龄在60岁以上，女性多于男性。皮疹好发于身体各部，散在不对称，约70%患者有口腔黏膜损害。皮损以血疱、水疱或大疱为主，多数水疱发生在红斑基础上。水疱成群分布，常呈环形串珠状排列，与疱疹样皮炎类似。有时可出现环形红斑、多形性红斑、荨麻疹样损害，周围常伴有水疱。疱破后可形成糜烂，创面愈合快。可有瘙痒，口腔损害可出现局部烧灼，疼痛等。病程慢性，预后良好。

3. 治疗　氨苯砜，成人50毫克/次，3次/日；儿童2mg/（kg·d），分3次服用，1周后皮损得到控制，可逐渐减量到最小剂量维持。糖皮质激素用于较严重或氨苯砜治疗无效或不能用氨苯砜治疗者，泼尼松20~40毫克/日，分3次口服，1周后症状控制可减量，以最小维持量维持治疗。磺胺类可选用磺胺吡啶，2.5~3.0克/日，分3次口服，或磺胺甲氧嗪0.25~1.5克/日，分3次口服。对氨苯砜或糖皮质激素有不良反应，或有禁忌者，选用磺胺类有较好效果。局部可选用有消炎、止痛、预防感染、促进皮损愈合的制剂外涂。

【练习题与参考答案】

一、练习题
（一）名词解释
1. 天疱疮　　　　　　　　　　　　　　2. 大疱性类天疱疮
（二）选择题
1. 寻常型天疱疮多发生于
　　A. 儿童　　　　　　B. 青年人　　　　　　C. 中年人
　　D. 老年人　　　　　E. 儿童或青年人
2. 发病与遗传有关的大疱性皮肤病是
　　A. 天疱疮　　　　　B. 大疱性类天疱疮　　　C. 家族性慢性良性天疱疮
　　D. 疱疹样皮炎　　　E. 药物性天疱疮
3. 寻常型天疱疮的水疱位于
　　A. 角质层下　　　　B. 棘层或基底层上方　　C. 颗粒层
　　D. 表皮　　　　　　E. 真皮
4. 线状IgA大疱性皮病的水疱位于
　　A. 角质层下　　　　B. 棘层或基底层上方　　C. 颗粒层
　　D. 表皮下　　　　　E. 真皮
5. 治疗线状IgA大疱性皮病的首选药物是
　　A. 氨苯砜　　　　　B. 糖皮质激素　　　　　C. 金制剂
　　D. 免疫抑制剂　　　E. 抗生素
6. 治疗天疱疮的首选药物是

A. 氨苯砜   B. 糖皮质激素   C. 金制剂

D. 免疫抑制剂   E. 抗生素

（三）问答题

1. 简述寻常型天疱疮的临床表现。

2. 糖皮质激素如何治疗天疱疮？

二、练习题参考答案

（一）名词解释

1. 天疱疮是一组累及皮肤和黏膜、以表皮内松弛性薄壁水疱为主要特征的自身免疫性大疱性皮肤性病。

2. 大疱性类天疱疮是一种多发生于老年人的自身免疫性大疱性皮肤性病。

（二）选择题

1. C   2. C   3. B   4. D   5. A   6. B

（三）问答题

1. 是天疱疮中最常见的一型，多发生于中年人，男性和女性发病率相当。在外观正常皮肤上或红斑的基础上发生松弛性水疱或大疱，疱壁薄，尼氏征阳性。水疱易破，形成糜烂面，继发细菌感染时常伴有恶臭味。皮损常见于胸、背、头、面、颈等部位，可在一至两个部位局限数月，亦可在短时间内泛发全身，不及时治疗可使体液大量丢失，发生低蛋白血症，继发感染而危及生命。约半数患者的损害初发于口腔黏膜，表现为水疱、糜烂，数月后才出现皮肤损害，而且常在皮损消退后口腔损害仍持续存在。除口腔外，鼻、眼结膜、生殖器、肛门、尿道均可受累。皮损消退后遗留色素沉着斑。

2. 治疗原则是：足量控制病情，逐渐规律减量，最小剂量维持。一般首选泼尼松口服，根据病情初始剂量为 $1 \sim 2mg/(kg \cdot d)$。用药 $2 \sim 5$ 天后，根据有无新水疱出现、糜烂面是否干燥、尼氏征是否转阴性以及天疱疮抗体滴度下降情况来判断用药剂量是否达到足量。若效果不好，则应酌情增加剂量。一般增加原用量的 $30\% \sim 50\%$，直至达到有效剂量。皮损消退 2 周后开始减量，起初每 $2 \sim 3$ 周减一次，以后可 $3 \sim 6$ 周减一次，减至维持量持续 $2 \sim 3$ 年或更长。首次减量可减原量的 $1/4 \sim 1/3$，以后每次减当前用量的 $1/10 \sim 1/6$，维持量一般为 $5 \sim 15$ 毫克/日。病情严重，口服较大剂量泼尼松不能控制病情时，可采用冲击疗法。可用甲泼尼龙 $0.2 \sim 1.0$ 克/日或地塞米松 100 毫克/日静脉注射，连续 $3 \sim 5$ 天，然后改为常规用量的泼尼松口服。

【实训指导】

大疱性皮肤病的湿敷方法参见第三章"实训指导"。

（刘志梅）

第十八章

色素障碍性皮肤病

【内容要点】

第一节 雀 斑

1. 病因 与常染色体显性遗传密切相关,日光照射,色素沉着加重,皮损数目增加。

2. 临床表现 皮损为发生于面部的帽针头大小、浅褐色至黄褐色、圆形或类圆形斑点,数目多少不一,密集或散在,不融合,对称分布。

3. 治疗 ①液氮冷冻:治疗雀斑效果确切;②激光治疗:常用532nm掺钕钇铝石榴石激光,也可采用强脉冲光进行治疗。治疗2~3次后大多数雀斑可消失。

第二节 黄 褐 斑

1. 病因 可能与紫外线、化妆品、妊娠、内分泌紊乱、慢性肝病、内脏肿瘤、避孕药等有关。遗传因素也可能影响本病的发生。

2. 临床表现 皮损为大小不等、形状不规则的片状淡褐色或黄褐色斑,边缘多较清楚,多对称分布于两侧面颊呈蝴蝶形,日晒可使色素加深。

3. 治疗 避免日晒,外出应遮阳及用遮光剂。全身治疗可口服维生素C、维生素E,谷胱甘肽,严重者可用大剂量维生素C 1~3g/d静脉滴注。局部治疗可酌情应用脱色剂。

第三节 黑 变 病

1. 病因 可能与长期接触沥青、焦油、石油及其制品、化妆品中的表面活性剂、防腐剂等有关,也可能与维生素缺乏、营养不良及内分泌功能紊乱有关。

2. 临床表现 多见于中年妇女,主要累及面部,尤以前额、颞部为甚,慢性病程,无症状或轻度瘙痒;典型皮损为弥漫性或网状青灰色到暗褐色色素沉着斑,境界不清,表面可覆盖微细粉状鳞屑,可伴毛囊角化过度。

3. 治疗 全身治疗可用维生素C、维生素A、复合维生素B;局部治疗可酌情应用脱色剂。

第四节 白 癜 风

1. 病因　可能与遗传素质、自身免疫功能紊乱、黑素细胞自身破坏及神经化学因子有关。部分患者发病与精神创伤、氧化应激反应等关系密切。

2. 临床表现　皮损为局限性或泛发性色素脱失斑,中央可见散在的"色素岛",皮损处毛发多随之变白。一般无症状。病程慢性,可持续终身,少数亦可自行缓解。根据皮肤白斑范围和分布可分为三型:①局限型:包括节段型和黏膜型;②泛发型:包括面肢端型、寻常型和混合型;③全身型。依病情又分为进展期和稳定期。

3. 治疗　要争取早期治疗,一个疗程至少 3 个月,最好采用综合疗法。

(1)内用药物治疗　对泛发型进展期白癜风患者,尤其对应激状态下皮损迅速发展及伴发其他自身免疫性疾病的患者,可试用泼尼松口服,15～20mg/d,连用 1.5～2 个月,见效后每 2～4 周递减 5mg,直至隔日服 5mg,维持 3～6 个月。对节段型白癜风可试用山莨菪碱。免疫调节剂如胸腺素、人白细胞转移因子、左旋咪唑及中药白癜风胶囊、制斑素(补骨脂提取液)等亦可用于辅助治疗。

(2)外用药物治疗　进展期患者可外用糖皮质激素制剂,治疗 3 个月无效者,应停止用药;稳定期患者可外用 0.1% 8-甲氧补骨酯素溶液、0.05% 氮芥乙醇;对于不适宜长期使用糖皮质激素的部位,或为避免长期使用激素的不良反应,可改用 0.1% 他克莫司软膏或吡美莫司软膏,亦可应用卡泊三醇软膏。

(3)光疗和光化学疗法　可根据病情选择光化学疗法、窄谱中波紫外线疗法或 308nm 准分子激光治疗。

(4)外科疗法　皮损数目较少且处于稳定期时,可进行自体表皮移植。

第五节 白 化 病

1. 病因　为常染色体隐性遗传。

2. 临床表现　皮肤呈乳白色或粉红色,毛发呈淡黄或金黄细丝状,瞳孔为红色,虹膜为粉红或淡蓝色。易发生日晒伤和各种光感性皮炎,并可发生基底细胞癌或鳞状细胞癌,常有畏光、流泪、眼球震颤及散光等症状,大多数患者体力及智力发育较差。

3. 治疗　应避免日晒,外出可戴有色眼镜保护眼睛,涂抹遮光剂。

【练习题与参考答案】

一、练习题

（一）名词解释

1. 色素障碍性皮肤病　　　　　　　　2. 白癜风

（二）选择题

1. 皮肤的颜色主要取决于

    A. 胡萝卜素　　　　　　B. 还原血红蛋白　　　　　　C. 含铁血红素

    D. 黑素　　　　　　　　E. 血管的深浅

2. 白癜风的典型皮损为
   A. 色素减退斑　　　　　　　　B. 限局性或泛发性色素脱失斑　　　C. 全身毛发变白
   D. 色素沉着斑　　　　　　　　E. 蓝色角膜

3. 黑变病的病程发展,正确的是
   A. 炎症期、色素沉着期、萎缩期　　　　　B. 炎症期、色素沉着期、黑变期
   C. 炎症期、萎缩期、黑变期　　　　　　　D. 萎缩期、色素沉着期、黑变期
   E. 萎缩期、黑变期、瘢痕期

4. 黑变病的典型皮损是
   A. 圆形或类圆形青灰色色素沉着斑　　　　B. 黄褐色蝶形色素沉着斑
   C. 巨大黑素痣　　　　　　　　　　　　　D. 大面积雀斑样色素沉着
   E. 弥漫性或网状灰褐色色素沉着斑

5. 以下因素与黄褐斑无关的是
   A. 化妆品　　　　　　　　　B. 内分泌　　　　　　　　　C. 慢性肝病
   D. 缺铁　　　　　　　　　　E. 妊娠

6. 以下关于黄褐斑的描述正确的是
   A. 病程分为炎症期、红斑期、黑变期
   B. 皮损表面有糠秕样鳞屑
   C. 形状不规则的淡褐色或黄褐色斑,多累及颜面部,对称分布
   D. 男女发病率相等
   E. 男性不发病,仅见于女性

7. 以下属于色素障碍性皮肤病的是
   A. 花斑糠疹　　　　　　　　B. 白色糠疹　　　　　　　　C. 雀斑
   D. 多形红斑　　　　　　　　E. 麻风

8. 白癜风进展期可出现
   A. 片状脱屑　　　　　　　　B. 同形反应　　　　　　　　C. 灰褐色色素沉着
   D. 多形红斑　　　　　　　　E. 皮肤萎缩

9. 白癜风在哪一期可以进行表皮移植
   A. 稳定期　　　　　　　　　B. 进展期　　　　　　　　　C. 红斑期
   D. 色素沉着期　　　　　　　E. 萎缩期

10. 以下哪一种疾病表现为先天性皮肤、毛发、眼色素缺乏
    A. 白癜风　　　　　　　　　B. 花斑糠疹　　　　　　　　C. 白色糠疹
    D. 白化病　　　　　　　　　E. 晕痣

（三）问答题

1. 简述黄褐斑的临床表现。
2. 简述黑变病的典型皮损。
3. 简述白癜风的临床表现。

二、练习题参考答案

（一）名词解释

1. 皮肤色素减少、脱失或增加所致的皮肤病。
2. 一种后天性色素脱失性皮肤黏膜病。

（二）选择题

1. D　2. B　3. A　4. E　5. D　6. C　7. C　8. B　9. A　10. D

（三）问答题

1. 男女均可发生,以青年女性尤以妊娠期妇女最为常见。皮损为大小不等、形状不规则的片状淡褐色或黄褐色斑,边缘多较清楚,表面正常,多对称分布于两侧面颊呈蝴蝶形,亦可发生于前额、颧部、鼻背、口唇、颏部及颈部,日晒可使色素加深,部分妇女月经前期加重,无症状。

2. 典型皮损为弥漫性或网状青灰色到暗褐色色素沉着斑,境界不清,表面可覆盖微细粉状鳞屑,可伴毛囊角化过度,萎缩期出现与色素沉着部位一致的轻度凹陷性萎缩。

3. 任何年龄均可发生,以儿童和青年多见。可见于任何部位皮肤,以额面部、颈部、躯干部和四肢等暴露及摩擦损伤部位多见,口唇、阴唇、龟头及包皮内侧黏膜亦可累及,部分患者白斑沿神经节段分布,少数患者泛发全身。皮损为乳白色色素脱失斑,大小、数目不等,呈圆形、椭圆形或不规则形,中央可见"色素岛",白斑处毛发也可变白。进展期可发生同形反应;稳定期则呈现静止状态,白斑边界清楚,边缘色素增加。一般无症状。病程慢性,可持续终身,少数亦可自行缓解。根据皮损范围和分布可分局限型、泛发型和全身型。

【实训指导】

一、实训目的

1. 掌握雀斑的冷冻、激光治疗操作;白癜风的 308nm 准分子激光治疗操作。
2. 熟悉冷冻、激光治疗雀斑及 308nm 准分子激光治疗白癜风的原理、注意事项。
3. 了解冷冻、激光治疗器、308nm 准分子激光治疗仪的结构。

二、实训物品

白癜风的 308nm 准分子激光治疗:308nm 准分子激光治疗仪、防护眼镜。

三、实训步骤

白癜风的 308nm 准分子激光治疗:

1. 插上电源,开启系统背板上的断路开关,将锁开关置于"开"位,启动准分子激光,并记录机器启动情况。
2. 激光系统预热后,对激光系统进行校准。
3. 建立患者档案,并登记在册,皮损部位摄像以利比较。
4. 确定最适宜患者的最小红斑剂量。
5. 根据最小红斑剂量和治疗增量倍数设置剂量,选择合适的治疗模式。
6. 确定显示值,按下"开始"按键,面板上的"准备"指示灯亮 3 秒后,激光系统可以发射激光。核对屏幕上的剂量值,若正确,将手柄置于需要治疗的部位,踩下脚踏开关进行治疗。
7. 治疗结束后将锁开关置于"关"位,关闭系统背板上的断路开关,拔出电源关机,记录操作过程中有无异常情况出现。

四、原理及注意事项

原理:308nm 准分子激光能诱导 T 细胞凋亡,刺激黑素细胞增生,促进黑素细胞合成更多黑素,促进维生素 D_3 生成,刺激角质形成细胞合成和分泌炎症因子,间接促进黑素细胞增生和黑素合成。

注意事项:准分子激光治疗后局部会有红斑,红斑会持续 24～48 小时,一般不影响工作和学习;治疗白癜风时,存在个体差异,部位差异。头面部、躯干治疗效果最佳,四肢次之,指背、掌心和足底较差,治疗亦需要比头面部更多的次数;治疗期间要注意保护眼睛;可以安全地用于从婴儿到老年人的所有年龄的人群,可以安全用于包括眼睑、口唇、外生殖器、肛周等特殊部位的治疗。

雀斑的冷冻、激光治疗参见第三章"实训指导"。

(张兴洪)

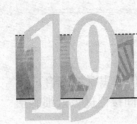

第十九章

皮肤附属器疾病

【内容要点】

第一节　寻常痤疮

1. 病因　与雄性激素、痤疮丙酸杆菌、毛囊皮脂腺导管角化过度及遗传等因素有关。化妆品使用不当、内分泌紊乱、辛辣刺激性食物以及食入过多的糖、脂肪等均可成为寻常痤疮的诱发或加重因素。

2. 临床表现　多见于 15～30 岁的青年男女,好发于面部、前额、颊部、胸部、背部及肩部等皮脂溢出部位。基本损害为粉刺,可分为黑头粉刺和白头粉刺,病情加重时可形成炎性丘疹、丘脓疱疹、脓疱、结节、囊肿、窦道、瘢痕。一般无症状,炎症明显时可有疼痛及压痛。

根据 Pillsbury 改良分类法,可将痤疮分为三度四级:轻度(Ⅰ级)仅有粉刺;中度(Ⅱ级)除粉刺外还有炎性丘疹;重度(Ⅲ级)除有粉刺、炎性丘疹外还有脓疱;重度集簇性(Ⅳ级)除有粉刺、炎性丘疹及脓疱外还有结节、囊肿或瘢痕。也可以根据皮损的主要表现分为丘疹性痤疮、脓疱性痤疮、结节性痤疮、囊肿性痤疮、聚合性痤疮等。聚合性痤疮属较严重的类型,多见于男性,表现为严重的结节、囊肿、窦道、瘢痕,长期不愈,影响美容。

3. 治疗　原则是减少皮脂分泌、去脂、溶解角质、杀菌及消炎。Ⅰ、Ⅱ级痤疮以外用药治疗为主,Ⅲ、Ⅳ级可适当选用口服抗生素,一般不主张口服维 A 酸类药物。

(1)外用药物治疗:轻者仅以外用药治疗,可选用 0.05%～0.1% 维 A 酸制剂、0.1% 阿达帕林凝胶、2.5%～10% 过氧苯甲酰制剂、1% 林可霉素制剂、2% 氯霉素水杨酸酊、5% 硫磺洗剂等。

(2)内用药物治疗:抗生素类药物可用四环素或米诺环素,病情控制后减量,亦可选用大环内酯类抗生素;异维 A 酸对结节性、囊肿性和聚合性痤疮效果较好;可视情选用抗雄激素药物;以上治疗均需注意药物不良反应。暴发性痤疮常用小剂量泼尼松 15～30mg/d 联合异维 A 酸治疗。曲安西龙混悬液或泼尼松龙混悬液皮损内注射是治疗较大结节和囊肿的有效方法。

(3)物理疗法:可用特制的粉刺挤压器将粉刺内容物挤出;单用蓝光(415nm)照射或蓝/红光(633nm)联合照射,对轻、中度痤疮有效;5-氨基酮戊酸-光动力疗法(ALA-PDT)和甲氨基酮戊酸-光动力疗法(MAL-PDT)治疗中-重度炎症性痤疮效果较好。萎缩性瘢痕可于痤疮得到控制后行铒激光或超脉冲二氧化碳激光磨削术。

第二节　酒　渣　鼻

1. 病因　可能与精神因素、颜面血管运动神经功能失调、胃肠功能紊乱、内分泌失调、蠕形螨感染有关。嗜酒、辛辣食物刺激、环境温度剧烈变化可加重病情。

2. 临床表现　多见于 30～50 岁中年人，男女均可发生。病程慢性，可分为三期：红斑期、丘疹脓疱期、鼻赘期。初为鼻部、两颊、下颏及额部出现红斑，并伴毛细血管扩张。在红斑期基础上成批出现痤疮样丘疹、脓疱，甚至小结节，但无粉刺，毛细血管扩张更加严重。严重者鼻部皮脂腺及结缔组织增生肥大，在鼻及两颊等处形成大小不一的紫红色结节状或小叶状突起，毛囊口扩大，皮脂分泌旺盛，毛细血管显著扩张。

3. 治疗　甲硝唑 0.2g，每日 3 次，无论有无毛囊虫，均有效。炎症显著者可口服四环素、米诺环素、红霉素或克拉霉素。面部潮红、血管扩张者可使用氯喹或羟氯喹。对抗生素治疗无效者，可改用小剂量异维 A 酸治疗。外用药物治疗可选用 1% 甲硝唑霜或凝胶、复方硫黄洗剂、2.5%～10% 过氧苯甲酰制剂、1% 林可霉素制剂、2% 氯霉素水杨酸酊等。鼻尖、鼻翼部毛细血管扩张显著者，可采用激光治疗；也可用外科方格划切法治疗。鼻赘可采用激光、手术切除、电切除、磨削术去除。

第三节　脂溢性皮炎

1. 病因　在遗传性皮脂溢出的基础上，马拉色菌和（或）痤疮丙酸杆菌大量生长繁殖；皮脂组成的变化、游离脂肪酸增多致使皮肤原有的微生态环境发生变化而发病。精神因素、饮食偏好、维生素 B 族缺乏以及嗜酒等均能诱发或使本病加重。

2. 临床表现　好发于多皮脂、多毛部位，以头面、胸背部、耳后、腋窝、脐部、耻骨部及腹股沟为多见。开始为毛囊性丘疹，渐扩大融合成暗红或黄红色斑片，覆以油腻性鳞屑或痂，可出现糜烂、渗出和结痂并呈湿疹样表现。病程慢性，有不同程度的瘙痒。皮损范围广泛者可呈红皮病表现。出生后不久发病者称为婴儿脂溢性皮炎。

3. 治疗　外用药物治疗原则是去脂、消炎、杀菌、止痒。头部损害可用 2.5% 二硫化硒或 2% 酮康唑洗剂洗头；光滑皮肤损害可选择抗真菌药、糖皮质激素制剂或钙调磷酸酶抑制剂交替外用。皮损有糜烂渗出时用 1:8000 高锰酸钾溶液冷湿敷，渗液停止后按皮炎处理。内用药物可口服 B 族维生素，皮损广泛、炎症明显时可用四环素和（或）抗真菌药内服，瘙痒明显时可用抗组胺药。

第四节　斑　秃

1. 病因　可能与遗传、情绪、应激、内分泌失调、自身免疫等因素有关。

2. 临床表现　皮损为突然发生的大小不一、数目不等、边界清楚的圆形或椭圆形脱发斑，直径约 1～5cm，脱发区皮肤光滑；绝大多数可以自愈；按病期可分为进展期、静止期、恢复期。进展期脱发区边缘头发轻拉试验阳性，拔出的头发近端萎缩，呈上粗下细的"惊叹号"样。斑秃继续发展，可出现全秃和普秃。

3. 治疗　对精神紧张、焦虑、失眠的患者可给予镇静剂。胱氨酸、泛酸钙和多种 B 族维生素有助于生发。对全秃和普秃患者可口服泼尼松,每日 15～30mg,病情稳定后逐渐减量,维持数月。

外用药首选 2%～5% 米诺地尔溶液或酊剂;皮损范围较小者,可用曲安西龙混悬液或泼尼松龙混悬液加等量利多卡因局部多点皮内注射,亦可外涂中、强效糖皮质激素制剂。亦可视情选用氦氖激光治疗或光化学疗法。

第五节　雄激素性秃发

1. 病因　是一种雄激素依赖的常染色体显性遗传性疾病,脱发区 5α-还原酶活性明显增高。

2. 临床表现　多见于男性,常在 20～30 岁发病。常始于前额两侧,逐渐向头顶延伸,额部发际向后退缩,前额变高形成"高额",前发际线成 M 形;或从头顶部头发开始脱落;也有前额和头顶部同时脱落,最终形成"秃顶",仅枕及两颞保留剩余头发。脱发区头皮油脂分泌增加,可见纤细毳毛,无自觉症状。

3. 治疗　男性患者可选用非那雄胺,女性患者应以抗雄激素治疗为主,可选用氟他胺、醋酸环丙孕酮,局部外用 2%～5% 米诺地尔溶液。病情严重者可考虑毛发移植。

第六节　多　汗　症

1. 病因　可由器质性疾病和功能紊乱引起。

2. 临床表现　①局限性多汗:有至 25 岁后自然减轻的倾向。多汗部位以掌跖、腋窝最为常见。汗液异常增多。掌跖多汗可伴手足皮肤湿冷、青紫或苍白,易患冻疮,跖部皮肤浸渍发白,伴足臭,易继发细菌和真菌感染;腋窝部及阴部多汗者,由于该处皮肤薄嫩,经常潮湿摩擦,易发生擦烂红斑。②全身性多汗:主要是由全身性疾病、内分泌失调、激素紊乱、神经系统损伤或药物引起的广泛性多汗。

3. 治疗　局限性多汗症可选用 5% 明矾溶液、5% 鞣酸溶液或 3%～5% 甲醛溶液。应根据多汗的程度和对药物治疗的反应决定使用次数,以保持局部接近正常出汗的湿度为原则。对局部外用治疗失败的患者,可选择无创性自来水离子电泳疗法。A 型肉毒杆菌毒素局部注射治疗腋窝多汗症和手足多汗症有效。全身性多汗症主要是治疗相关的原发疾病,镇静药及小剂量抗焦虑药对情绪性多汗症有效。

【练习题与参考答案】

一、练习题

（一）名词解释

1. 寻常痤疮　　　　　　　　　　　　　　2. 斑秃

（二）选择题

1. 痤疮的好发人群为

　　A. 青少年　　　　　　B. 儿童　　　　　　C. 中老年

　　D. 妊娠妇女　　　　　E. 婴儿

2. 痤疮的皮损主要发生在
   A. 颈部　　　　　　　　B. 面部　　　　　　　　C. 上肢
   D. 肩部　　　　　　　　E. 下肢

3. 痤疮最早出现的皮损是
   A. 结节　　　　　　　　B. 丘疹　　　　　　　　C. 囊肿
   D. 粉刺　　　　　　　　E. 脓疱

4. 痤疮患者皮损表现为严重的结节、囊肿、窦道、瘢痕,长期不愈,应命名为
   A. 结节性痤疮　　　　　B. 丘疹性痤疮　　　　　C. 囊肿性痤疮
   D. 脓疱性痤疮　　　　　E. 聚合性痤疮

5. 酒渣鼻的第一期是
   A. 红斑期　　　　　　　B. 丘疹期　　　　　　　C. 结节期
   D. 脓疱期　　　　　　　E. 鼻赘期

6. 酒渣鼻的鼻赘主要发生在
   A. 颈部　　　　　　　　B. 鼻部　　　　　　　　C. 内眼角
   D. 肩部　　　　　　　　E. 眉头

7. 脂溢性皮炎的发病与下列哪项无关
   A. 皮脂溢出　　　　　　B. 马拉色菌　　　　　　C. 痤疮丙酸杆菌
   D. 游离脂肪酸增多　　　E. 应急反应

8. 斑秃患者全身毛发均脱落称为
   A. 斑秃　　　　　　　　B. 全秃　　　　　　　　C. 普秃
   D. 假性秃发　　　　　　E. 麻风

9. 斑秃患者脱发区边缘头发轻拉试验阳性发生在
   A. 静止期　　　　　　　B. 恢复期　　　　　　　C. 进展期
   D. 全秃期　　　　　　　E. 退行期

10. 绝大多数斑秃可在几个月内自然痊愈
   A. 2~3 个月　　　　　　B. 6~12 个月　　　　　C. 12~16 个月
   D. 16~24 个月　　　　　E. 24~36 个月

（三）问答题
1. 简述白头粉刺和黑头粉刺的区别。
2. 简述酒渣鼻的临床分期和特点。
3. 简述婴儿脂溢性皮炎的临床表现。

二、练习题参考答案
（一）名词解释
1. 是青春期常见的一种慢性毛囊皮脂腺阻塞性炎症性疾病。表现为粉刺、丘疹、脓疱、结节、囊肿及瘢痕,好发于面部、上胸、背部等皮脂溢出部位。发病与雄性激素、痤疮丙酸杆菌、毛囊皮脂腺导管角化过度及遗传等因素有关。
2. 是一种突然发生的非炎症性、非瘢痕性的片状脱发,一般无自觉症状。常发生在头皮、胡须、眉毛、睫毛区,其他部位少见。若头发全部脱落称全秃,全身毛发均脱落则称普秃。
（二）选择题
1. A　2. B　3. D　4. E　5. A　6. B　7. E　8. C　9. C　10. B

（三）问答题

1. 白头粉刺亦称闭合性粉刺,为皮色丘疹,针头大小,毛囊开口不明显,不易挤出脂栓。黑头粉刺亦称开放性粉刺,丘疹中央为明显扩大的毛孔,脂栓阻塞于毛囊口,表面因皮脂氧化而呈黑色,较易挤出黄白色脂栓。

2. 酒渣鼻分三期:①红斑期:鼻、两颊、下颏及额部出现红斑,并可有毛细血管扩张;②丘疹脓疱期:在红斑基础上成批出现痤疮样丘疹、脓疱甚至小结节,毛细血管扩张加重;③鼻赘期:主要发生在鼻部,毛细血管扩张更明显,在鼻及两颊等处有大小不一的紫红色结节状或小叶状突起。

3. 头顶或全头皮,甚至眉区、鼻旁沟、耳后等处有灰黄色、黄褐色油腻性鳞屑或痂皮,微痒,无全身症状,常可在 1 个月左右渐愈。

【实训指导】

一、实训目的

1. 掌握痤疮光动力疗法的治疗操作。
2. 熟悉光动力疗法治疗痤疮的原理、注意事项。
3. 了解光动力治疗仪的结构。

二、实训物品

光动力治疗仪、5-氨基酮戊酸(ALA)、0.9% 氯化钠溶液、化妆棉敷料、消毒纱布、胶布、一次性注射器。

三、实训步骤

1. 温水、肥皂清洗面部。
2. 0.9% 氯化钠溶液 2ml 稀释 1 支 5-氨基酮戊酸。
3. 以稀释好的 5-氨基酮戊酸浸湿撕成薄片状的化妆棉敷料,置于治疗处,外覆聚乙烯塑料薄膜,胶布固定。
4. 避光湿敷 4 小时后,用 LED-IB 光动力治疗仪照射。波长选择 633nm,能量密度 80 ~ 100Mw/cm^2,治疗时间 20 分钟,如果有明显疼痛要适当降低能量,治疗中注意对眼睛的保护。
5. 根据病情及治疗反应决定后续治疗方案。

四、原理及注意事项

光动力疗法是以光、光敏剂和氧的相互作用为基础,利用光动力学反应进行疾病诊断和治疗的一种新技术。光敏剂是一些特殊的化学物质,其基本作用是传递能量。光敏剂吸收光子能量而成激发态(单线态和二线态)后,因其极不稳定而将能量传递给周围的底物分子和氧分子,使它们成为自由基和单线态氧,光敏剂本身回到基态。自由基和单线态氧是强氧化剂,可使细胞膜溶解、酶失活、蛋白质变性;可致血管内皮细胞损伤,血小板和白细胞聚集;可激活大量的炎症介质和细胞因子,释放溶酶体酶和趋化因子导致靶组织的破坏,达到治疗目的。

ALA 本身不是光敏剂,只是光敏剂原卟啉Ⅸ的前体物质。正常情况下,机体通过细胞内血红素的含量负反馈抑制 ALA 合成酶,控制 ALA 的生成量,所以体内没有过量的 ALA 蓄积。外源性的 ALA 进入体内后,可被增生活跃的上皮细胞和毛囊皮脂腺单位选择性吸收,在细胞内转化为原卟啉Ⅸ等卟啉类物质。原卟啉Ⅸ聚集于上皮细胞和毛囊皮脂腺单位,经633nm 波长的红光照射后产生活性氧,可选择性杀灭痤疮丙酸杆菌、破坏毛囊皮脂腺单位,从而起到治疗作用,而对周围正常组织损伤轻微。

注意事项:

(1)治疗过程中可能会出现轻微瘙痒、烧灼感、针刺感,属正常治疗反应,大多发生于开始治疗的 5 分钟内,如果疼痛、烧灼感比较严重,难以忍受,应及时调整治疗剂量。

(2)治疗结束后,可能会出现下列反应:①治疗部位红斑、水肿:一般 2~3 天可以自行缓解,在治疗结束后进行冷敷或冷喷可减轻或缓解红斑、水肿。②皮肤干燥、结痂、脱屑:可自行缓解,亦可通过患处冷敷或外用保湿剂缓解,切忌搔抓,以免引起继发感染。③暂时性色素沉着:少部分病人会在治疗后 3~4 天出现暂时性色素沉着,一般无须处理,1~3 个月内会自行缓解。治疗后避光非常重要,外出时须涂防晒霜、戴遮阳帽,以避免和减少色素沉着的发生。④反应性痤疮:有极少部分患者在接受光动力治疗后可能出现反应性痤疮,即出现一过性的痤疮加重现象,常发生于口周,不经特殊处理多在 10 天到 1 个月左右完全缓解,且不留疤痕。在发生反应性痤疮后,如能坚持继续治疗,效果可能更加理想。当出现较严重的反应性痤疮,如大面积新生痤疮、脓疱,甚至出现糜烂、渗液时,须及时处理。

(张兴洪)

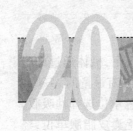

第二十章

皮肤肿瘤

【内容要点】

第一节　皮肤良性肿瘤

一、色素痣

1. 临床表现　根据痣细胞在皮肤内的位置,色素痣可分为交界痣、混合痣和皮内痣三种。

(1)交界痣:出生时即可有,但多发生于 2 岁以后。临床表现为表面光滑无毛、淡棕、深褐或黑色斑疹,扁平或稍高出皮面,身体各处均可发生,但以掌跖及生殖器部位为多见。

(2)混合痣:多见于儿童和少年,外观似交界痣,但可比交界痣更高出皮肤,皮损表面可有毛发。

(3)皮内痣:常见于成年人,好发于头、面、颈部,不发生于掌跖或生殖器部位。皮损为深浅不一的褐色半球形丘疹,也可呈现乳头瘤样或有蒂损害,表面可有毛发。

2. 治疗　一般无需治疗,必要时可手术切除。色素痣发生自然出血、溃疡、周围发生卫星状损害、所属淋巴结增大等是色素痣真正恶变的征象,早期手术切除是争取治愈的最好方法。

二、皮肤血管瘤

1. 临床表现　临床常见的血管瘤有鲜红斑痣、草莓状血管瘤、海绵状血管瘤 3 种。

(1)鲜红斑痣:分为①鲑鱼肉色斑:好发于面中部,多为单侧性。为一至数片大小不等、形态不一的暗红色或紫红色斑,压之褪色。绝大多数在 3 岁之前完全消退;但颈部和眉间的损害可能持续到成年期。②葡萄酒样痣:又称为侧位鲜红斑痣,出生时即有,不会自发性退化。约半数局限于单侧三叉神经一个分支范围。

(2)草莓状血管瘤:一般为单发,大小不一,多见于颜面、肩背、头部和颈部。皮损呈红色、柔软的草莓状、半球状或分叶状,高出皮面,境界清楚。

(3)海绵状血管瘤:好发于头、面、颈部,可累及口腔或咽部黏膜。损害为单个或多个柔软的淡紫或紫蓝色圆形或不规则形皮下肿物,质软有弹性,挤压后缩小,压力去除后迅速充盈。

2. 治疗　鲑鱼肉色斑绝大多数在 3 岁之前完全消退,不需治疗;3 岁后不消退者及葡萄酒样痣应用 Nd-YAG 脉冲染料激光。近年来国内应用光动力疗法治疗鲜红斑痣已取得较好疗效。草莓状血管瘤大多数在 5~7 岁时可完全或不完全自行消退。皮损发展快,累及眼睑、口、鼻等重要器官组织,严重影响美容者可给予 Nd-YAG 脉冲染料激光治疗。国内外已有较多应用普萘洛尔治疗重症婴幼儿血管瘤并取得良好效果的报道。海绵状血管瘤治疗基本同草莓状血管瘤,若损害较大、较深,可手术切除或放射治疗。

三、汗管瘤

1. 临床表现　皮损为皮色、淡黄色或黄褐色半球形或扁平丘疹,表面略带蜡样光泽,直径 1~3mm,质中。一般为多发性,数个至数百个不等,密集而不融合。通常无症状。可分为三型:①眼睑型,最常见,多发生于女性,损害多对称分布,多见于下眼睑;②发疹型,男性青少年多见,损害成批发生于躯干前面和上臂屈侧;③局限型,发生于女性外阴及阴蒂者称生殖器汗管瘤,常有剧痒。发生于手指伸侧者称肢端汗管瘤。

2. 治疗　一般不需治疗,如影响美观,可用电干燥法、激光或液氮冷冻治疗,注意避免瘢痕形成。

四、瘢痕疙瘩

1. 临床表现　多见于成年人,最常见于上胸或胸骨区,其次是肩背部、颈部、耳部和四肢,常为多发,亦可单发。皮损大小不一,初为红色稍隆起性的小结节或斑块,可逐渐增大,呈暗红色或棕色圆形、椭圆形或不规则形结节或斑块,表面光滑。

2. 治疗

(1)局部治疗:糖皮质激素皮损内注射治疗,直至皮损全部变薄、变软和萎缩。外用维 A 酸类药物有一定疗效,每日 2 次,连续 3 个月。

(2)放射治疗:6 个月以内的损害,X 线 2Gy(200rad)照射,2~3 周 1 次,总量 10~15Gy(1000~1500rad)。

(3)手术切除:手术切除瘢痕疙瘩,拆线后局部照射 X 线。禁忌单纯切除。

五、脂溢性角化病

1. 临床表现　多见于老年人,最常见于头面、颈项、胸背、手背等处,早期皮损为小而扁平、境界清楚的斑片,表面光滑或略呈乳头瘤状,淡褐色,圆形、椭圆形或不规则形,损害随年龄增加而增多,增大,逐渐呈隆起的斑丘疹或疣状斑片,表面附有油腻性厚痂,轻轻揭去痂皮后,可见毛囊角栓,毛囊角栓为本病的重要特征。损害境界清楚,一般无症状。本病慢性病程,无自愈倾向,但极少恶变。

2. 治疗　一般不需治疗。患者要求治疗时,可采用激光、冷冻治疗,亦可外用 2.5%~5%5-氟尿嘧啶软膏。

六、神经纤维瘤病

1. 临床表现　目前认为神经纤维瘤病可分为 7 型。Ⅰ型:85% 以上的患者为Ⅰ型,是经典的神经纤维瘤病,有典型的神经纤维瘤和咖啡斑,很少或没有中枢神经系统损害;Ⅱ型(中枢型):可出现双侧听神经瘤;Ⅲ型(混合型)和Ⅳ型(变异型):临床表现类似Ⅱ型,但有更多的皮肤神经纤维瘤,并有更大的危险发生视神经胶质瘤、神经鞘瘤及脑膜瘤。上述四型有常染色体显性遗传的特征。V型(节段型):可为双侧性,本型为合子后的染色体突变所致,一般不遗传;Ⅵ型:仅出现咖啡斑,没有神经纤维瘤;Ⅶ型(迟发型):常在30岁以后发病。

2. 治疗 尚无理想治疗,如皮损有碍美容、影响功能或肿瘤增大并有疼痛而疑有恶变者可手术切除。

七、疣状痣

1. 临床表现 通常在出生时或幼儿期发病,可累及头皮、躯干、四肢,皮损初为淡黄色或棕黑色角化丘疹,逐渐增多增大,排列成线状或斑块状,表面呈乳头瘤样改变,触之粗糙、坚硬。可侵犯黏膜,口腔、阴道黏膜出现乳头状突起。一般无症状,发展缓慢,至一定阶段即静止不变。偶可在皮损上继发基底细胞上皮瘤或鳞状细胞癌。

2. 治疗 应在损害静止后进行治疗。可行手术切除植皮、化学剥脱法、CO_2激光或冷冻治疗。亦可外用维A酸类软膏或5-氟尿嘧啶软膏治疗。

八、皮脂腺痣

1. 临床表现 本病是以皮脂腺增生为特点的局限性表皮发育异常。常发生于新生儿期或幼儿期,好发于头面部和颈部。皮损为淡黄或黄褐色的局限性稍隆起的斑块,边缘清楚,常为单个,偶见多发或泛发,有些呈线状排列;头皮皮损处可部分或完全秃发。儿童期皮损呈蜡样外观,隆起不明显,缓慢增大;青春期皮损肥厚呈疣状,有密集乳头瘤样隆起;老年期皮损多呈结节状增殖,可继发其他皮肤附属器肿瘤。

2. 治疗 可手术切除,亦可行冷冻、电烧灼、激光等治疗。

第二节 恶性皮肤肿瘤

一、鲍温病

1. 临床表现 多见于中老年人,好发于暴露部位如头面部、四肢远端。黏膜可以受累。发生于阴茎龟头和包皮的鲍温病称为增殖性红斑。皮损早期表现为淡红色或暗红色丘疹和小斑片,逐渐扩大后融合为持久性、略隆起的非浸润性红色斑片或斑块,上覆黏着性鳞屑或痂,强行剥离后露出乳头状湿润面。皮损界限清楚,形状不规则,直径数毫米到数厘米不等。通常无症状,偶有瘙痒或疼痛。

2. 治疗 最佳的治疗为外科手术切除,亦可采用CO_2激光、液氮冷冻或放射治疗,亦可外用5-氟尿嘧啶软膏。较大面积的皮损可行光动力治疗。

二、佩吉特病

1. 临床表现

(1)乳房Paget病:多见于中老年女性,平均40~60岁,损害发生在单侧乳头、乳晕及周围。为境界清楚的无痛性红色斑块,表面常有湿疹样变、糜烂、渗液、血性液体溢出。

(2)乳房外Paget病:好发于男性,常发生于50岁以上。损害好发于顶泌汗腺分布部位,如阴囊、阴茎、大小阴唇和阴道,少数见于肛周、会阴或腋窝。常为单发,皮损形态类似于乳房 Paget 病,表现为界限清楚的红色斑片,表面有渗出、结痂或角化脱屑,有时呈疣状、结节状或乳头瘤状,有不同程度的瘙痒,少数有疼痛。

2. 治疗　乳房 Paget 病确诊后应作乳房单纯切除术,如合并乳腺癌时,则应作根治术。乳房外 Paget 病可采用 Mohs 外科手术切除,若损害广泛,切除后需作植皮术。继发性乳房外 Paget 病应对原发病进行相应处理。年老体弱不能耐受手术者,可采用放疗、化疗或光动力治疗。

三、基底细胞癌

1. 临床表现　多见于 50 岁以上的老年人,好发于曝光部位的皮肤,特别是面部,主要在眼眦、鼻部、鼻唇沟和颊部。临床分为以下 5 型。

(1)结节溃疡型:最常见,好发于颜面,损害初为半透明"珍珠样"小丘疹,此后缓慢扩大成为结节,中央凹陷,形成糜烂、溃疡,周边绕以珍珠样隆起边缘,容易出血并覆以浆液性分泌物或棕色结痂。

(2)色素型:罕见,临床表现与结节溃疡型相同,不同点是色素型皮损有黑褐色色素沉着,自灰褐色至深黑色,临床上酷似黑色素瘤。

(3)硬斑病样:罕见,表现为局限性灰白色至淡黄色的浸润性硬化小斑块,边界不清,表面扁平或稍凹陷,可有蜡样光泽,类似局限性硬皮病,皮损发展缓慢,最后可发生溃疡。

(4)表浅型:较少见,好发于躯干等非暴露部位,特别是背部,皮损为一个或数个浸润性鳞屑性红斑,境界清楚,有珍珠状边缘,随着损害向周围缓慢扩大,中央常形成小片浅表溃疡和结痂,愈后遗留萎缩性瘢痕。

(5)纤维上皮瘤型:罕见,好发于成人躯干,为一个或几个隆起性有蒂或无蒂淡红色结节,表面皮肤光滑,质地硬,临床上类似纤维瘤。

2. 治疗　首选手术切除,瘤体较小或浅表型基底细胞癌可采用 CO_2 激光、液氮冷冻或光动力治疗。高龄患者不能耐受手术可行 X 线放射治疗,但硬斑病样型及复发者对放疗不敏感。

四、鳞状细胞癌

1. 临床表现　本病多见于 50 ~ 60 岁老年人,好发于头皮、面、颈和手背等暴露部位。早期皮损为小而硬的红色斑块或结节,上覆黏着性鳞屑。损害迅速增大,呈乳头瘤状或菜花状,中央破溃形成溃疡,呈火山口样,溃疡底面高低不平,易出血,边缘宽而隆起,触之坚实,溃疡表面常有腥臭的脓性分泌物和坏死组织。

2. 治疗　首选手术切除,切除范围至少在肿瘤边缘以外 0.5 ~ 2cm,并需有足够深度。年老体弱、有手术禁忌证、头面部鳞癌可行 X 线治疗或镭治疗。瘤体较小,分化良好者亦可采用 CO_2 激光或液氮冷冻治疗。

五、恶性黑素瘤

1. 临床表现

(1)浅表播散型黑素瘤:最常见,约占 70%,以中年患者为多,好发于男性躯干和女性四肢。初发皮损多为小的色素斑,边缘不规则或呈锯齿状,其特点为颜色多变而不一致,可呈黄褐色、褐色、黑色,同时混有灰白色。一般在 1~2 年内向下发展为侵袭性恶性黑素瘤,出现浸润、结节、溃疡或出血,5 年存活率约为 70%。

(2)恶性雀斑样痣型黑素瘤:约占 5%,多见于 60~80 岁的老年人,几乎均见于暴露部位,尤以面部最常见,皮损初为雀斑样颜色不均匀的斑片,淡褐色或褐色,其中可见暗褐色至黑色小斑点。约有 1/3 损害经过 5~20 年发展为侵袭性恶性黑素瘤,在原有斑状损害的基础上出现结节或原有斑状损害隆起变硬。5 年存活率为 80%~90%。

(3)肢端雀斑样痣型黑素瘤:约占 8%,我国以此型为多见,好发于掌跖、甲床及甲周无毛部位。早期表现为边界不清楚、颜色不均匀的色素斑,甲下黑素瘤常表现为棕褐色或黑色的纵行色素带或黑色条纹。此型黑素瘤水平生长的时间短,很快发生侵袭性垂直生长,在原有色素斑中央出现丘疹、结节,易破溃、出血,此时常易转移,预后较差,5 年存活率约为 11%。

(4)结节型黑素瘤:约占 15%,好发于头、颈、躯干部。一开始即为黑色或青黑色隆起的斑块或结节,生长迅速,可发生溃疡或形成蕈样、菜花状肿物。转移发生较早,在转移前接受治疗者,5 年存活率为 50%~60%。

2. 治疗 手术切除是目前治疗的主要手段,切除要有足够深度和范围。已有淋巴结转移或远隔部位转移者需进一步处理。

六、原发性皮肤 T 细胞淋巴瘤

1. 临床表现 典型的原发性皮肤 T 细胞淋巴瘤一般分为 3 期:红斑期、斑块期和肿瘤期,但三期皮损可部分重叠,因而在临床上可同时见到三期皮损。

(1)红斑期:早期皮损多分布于躯干和四肢屈侧,数目、大小不等。皮损可分为两种类型:①非萎缩性斑片,为淡红色扁平鳞屑性斑片,直径数厘米。类似银屑病或某些类型皮炎。此型进展较快,可在数月或数年进入斑块期,甚至出现内脏病变。②萎缩性斑片,表面萎缩,光亮或出现皱纹,伴有毛细血管扩张,色素增多或减少。此型皮损可长期存在,无大的变化,仅有少数患者进一步发展进入斑块期。瘙痒常为早期症状或唯一症状。这种瘙痒常难以忍受,一般各种治疗均不能缓解,而且可能持续存在长达 10 余年。

(2)斑块期:又称浸润期。由红斑期发展而来,也可在正常皮肤上发生,表现为不规则形浸润性斑块,表面紧张、光滑或高低不平,质坚实而有弹性,呈黄褐色、棕色或暗红色,边缘可有淡红蓝或淡白色晕。在此期内通常瘙痒明显,除少数浸润可自行消退外,一般浸润损害常持续存在甚至增生如疣状。

(3)肿瘤期:一般在浸润损害的基础上逐渐出现肿瘤,常在陈旧性浸润损害的边缘或中央发生,但也有在原来外观正常的皮肤上出现肿瘤。表现为位于皮下或隆起于皮面的红褐色半球形蕈样结节,质坚实柔软如"烂番茄",倾向于早期破溃,形成深在性卵圆形溃疡,基底被覆坏死组织或黑痂,溃疡边缘内卷。

本病病程一般较长,除皮肤外,淋巴结亦常受累,淋巴结受累后,内脏器官往往同时受累,病情常急剧恶化,晚期常因恶病质或继发感染而死亡。

2. 治疗 应按照分期选择治疗措施。早、中期患者一般是对症治疗,主要是增强患者机体免疫力及局部治疗。肿瘤期特别是淋巴结受累时,以化疗为主。

【练习题与参考答案】

一、练习题

（一）名词解释

1. 瘢痕疙瘩

2. 脂溢性角化病

3. 亲表皮现象

（二）选择题

1. 呈乳头瘤样损害的痣细胞痣多属于
   - A. 交界痣
   - B. 混合痣
   - C. 皮内痣
   - D. 黑素痣
   - E. 疣状痣

2. 鲜红斑痣的常用治疗方法为：
   - A. 手术
   - B. Nd:YAG 激光
   - C. 冷冻
   - D. X 线治疗
   - E. 紫外线

3. 汗管瘤最常见的发生部位为：
   - A. 眼睑周围
   - B. 手掌
   - C. 足底
   - D. 腹部
   - E. 四肢

4. 瘢痕疙瘩好发于
   - A. 面部
   - B. 外阴部
   - C. 腹部
   - D. 四肢
   - E. 胸前区

5. 以下关于脂溢性角化病的描述错误的是
   - A. 为老年人最常见的良性表皮肿瘤
   - B. 通常难以自行消退
   - C. 表面常覆盖有油腻性鳞屑
   - D. 容易恶变
   - E. 可能与遗传、年龄、日晒、乳头瘤病毒感染有关

6. Bowen 病出现何种表现时提示有演变成鳞状细胞癌的可能
   - A. 皮损颜色变深
   - B. 皮损逐渐扩大
   - C. 皮损有出血倾向
   - D. 皮损出现溃疡
   - E. 皮损隆起

7. Paget 病的临床表现类似于
   - A. 脂溢性角化病
   - B. 生殖器疱疹
   - C. 红斑狼疮
   - D. 扁平疣
   - E. 湿疹

8. 基底细胞癌的好发人群及部位是
   - A. 中青年人的颜面部
   - B. 中青年人的四肢末端
   - C. 老年人的颜面部
   - D. 老年人的四肢末端
   - E. 儿童颜面部

9. 鳞状细胞癌起源于
   - A. 皮肤角质形成细胞
   - B. 皮肤腺上皮细胞
   - C. 皮肤淋巴细胞
   - D. 朗格汉斯细胞
   - E. 黑素细胞

10. 哪种类型的黑素瘤在我国最常见
    - A. 浅表播散型黑素瘤
    - B. 结节性黑素瘤
    - C. 肢端雀斑样痣型黑素瘤
    - D. 恶性雀斑样痣型黑素瘤

E. 浅表扩散型黑素瘤和结节性黑素瘤

（三）问答题

1. 简述脂溢性角化病的临床表现。

2. 简述交界痣、混合痣和皮内痣的皮损特点和组织病理学表现。

3. 简述鳞状细胞癌的临床表现。

4. 简述恶性黑素瘤的临床类型及其特点。

二、练习题参考答案

（一）名词解释

1. 是指皮肤结缔组织对创伤的反应超过正常范围，大量结缔组织过度增殖和透明变性而形成的肿瘤。

2. 又称老年疣、基底细胞乳头瘤，是因角质形成细胞成熟迟缓所致的一种良性表皮内肿瘤。病因不明，可能与遗传、年龄、日晒、乳头瘤病毒感染、细胞凋亡等有关。

3. 表现为表皮内散在单一核细胞，与周围角质形成细胞之间有一透明间隔或晕，偶可见几个单一核细胞聚集一起，周围有一晕样间隔，对原发性皮肤 T 细胞淋巴瘤有诊断价值。

（二）选择题

1. C　2. B　3. A　4. E　5. D　6. D　7. E　8. C　9. A　10. C

（三）问答题

1. 多见于老年人，最常见于头面、颈项及胸背、手背等处，早期皮损为小而扁平、境界清楚的斑片，表面光滑或略呈乳头瘤状，淡褐色，圆形、椭圆形或不规则形，损害随年龄增加而增多、增大，逐渐呈隆起的斑丘疹或疣状斑片，表面附有油腻性厚痂，轻轻揭去痂皮后，表面呈乳头瘤样，可见毛囊角栓，毛囊角栓为本病的重要特征。损害境界清楚，一般无症状，慢性病程，无自愈倾向，但极少恶变。

2. （1）皮损特点：交界痣多为扁平皮损；混合痣多为略高起的皮损；乳头瘤样皮损和几乎所有半球状和带蒂皮损为皮内痣。

（2）组织病理学表现：交界痣痣细胞位于表皮下部或表皮与真皮交界处，表现为界限明显的痣细胞巢，亦可见痣细胞向下突入真皮，但仍与表皮接触呈"滴落状"。皮内痣的痣细胞呈巢或索条状，位于真皮不同深度，但很少低于网状层上的 1/3，在痣细胞巢与表皮之间有明显的正常区域。混合痣则既可见"交界活性"（表皮内或真表皮交界处痣细胞团块中黑素细胞聚集现象），又可见真皮内痣细胞痣结构。

3. 主要发生于老年人，50～60 岁为发病高峰，男性多于女性，好发于头皮、面、颈和手背等暴露部位。早期皮损为小而硬的红色斑块或结节，上覆黏着性鳞屑。损害迅速增大，呈乳头瘤状或菜花状，中央破溃形成溃疡，呈火山口样，溃疡底面高低不平，易出血，边缘宽而隆起，触之坚实，溃疡表面常有腥臭的脓性分泌物和坏死组织。

4. （1）浅表播散型黑素瘤：最常见，约占 70%，以中年患者为多，好发于男性的躯干和女性的四肢。初发损害多为小的色素斑，边缘不规则或呈锯齿状，其特点为颜色多变而不一致，可呈黄褐色、褐色、黑色，同时混有灰白色。一般在 1～2 年内向下发展为侵袭性恶性黑色素瘤，出现浸润、结节、溃疡或出血，5 年存活率约为 70%。

（2）恶性雀斑样痣型黑素瘤：发病率约占 5%，多见于 60～80 岁的老年人，男女发病相等，几乎均见于暴露部位，尤以面部最常见，皮损初为雀斑样颜色不均匀的斑片，淡褐色或褐色，其中可见暗褐色至黑色小斑点。缓慢向周围扩展，皮损边缘变得不规则，约有 1/3 损害经过 5~20 年发展为侵袭性恶性黑色素瘤,在原有斑状损害的基础上出现结节或原有斑状损害隆起变硬。本型转移较晚,预后较好,5 年存活率为 80%~90%。

(3)肢端雀斑样痣型黑素瘤:本型约占 8%,多见于黑人和黄种人,我国的恶性黑色素瘤以此型为多见。好发于掌跖、甲床及甲周无毛部位。早期表现为边界不清楚,颜色不均匀的色素斑,甲下黑素瘤常表现为棕褐色或黑色的纵行色素带或黑色条纹。此型黑素瘤水平生长的时间短,很快发生侵袭性垂直生长,在原有色素斑中央出现丘疹、结节,易破溃、出血,此时常易转移,预后较差,5 年存活率约为 11%。

(4)结节型黑素瘤:本型约占 15%,好发于头、颈、躯干部。一开始即为黑色或青黑色隆起的斑块或结节,生长迅速,可发生溃疡或形成蕈样、菜花状肿物。转移发生较早,在转移前接受治疗者,5 年存活率为 50%~60%。

【实训指导】

一、实训目的

1. 掌握皮肤肿瘤切除术、电离子手术仪治疗肿瘤的操作。
2. 熟悉皮肤肿瘤切除术、电离子手术仪治疗肿瘤的适应证、注意事项。
3. 了解电离子手术仪的结构及治疗原理。

二、实训物品

1. 皮肤肿瘤切除术　碘伏、医用棉签、生理盐水、0.5%~1% 利多卡因、肾上腺素、清创包。
2. 电离子手术仪治疗　电离子手术仪、碘伏、医用棉签、生理盐水、1%~2% 利多卡因。

三、实训步骤

(一)**皮肤肿瘤切除术**　以面部色素痣为例。
1. 常规消毒术野,铺手术巾。
2. 皮损局部用 0.5%~1% 利多卡因加肾上腺素浸润麻醉。皮损较大、手术时间较长或小儿患者可采取全身麻醉。
3. 设计手术切口,根据病变情况采用美容外科手术原则进行。沿切口线切开皮肤,彻底切除病灶,止血、剥离切口边缘,用可吸收缝线皮内缝合后再缝合皮肤,外涂抗生素软膏适当加压包扎。
4. 病变组织做病理检查确诊。
5. 及时更换敷料,检查创面,适时拆除缝线。

(二)**电离子手术仪治疗**　以脂溢性角化病为例。
1. 病变区常规消毒。
2. 局部浸润麻醉。皮损广泛数目极多者亦可选择静脉全身麻醉。
3. 调试治疗仪及其参数,电极接近皮损,产生火花,用生理盐水棉签清除炭化组织,直到彻底清除病变组织。尽量使皮损一次性去除干净,多个皮损可依次逐个治疗。
4. 说明术后注意事项及护理方法。

四、原理及临床意义

(一) 皮肤肿瘤切除术

手术是皮肤肿瘤首选的治疗方法,恰当的手术切除不仅可以彻底去除病变,同时可达到满意的美容效果。对切除范围较小的病变可直接切除缝合,较大的病变应实施局部皮瓣转移或植皮术。皮肤肿瘤切除应遵循整形美容外科选择小针细线的原则。

1. 适应证　色素痣、脂肪瘤、纤维瘤、皮赘、皮脂腺囊肿、鳞状细胞癌、基底细胞癌、瘢痕及其他体表病变等。

2. 禁忌证　创面局部或附近有感染,患出血性疾病,其他不宜外科手术的疾病。

3. 注意事项

(1)术前常规化验:白细胞、血小板计数、出凝血时间。必要时检查 HIV、梅毒血清抗体、乙肝五项等。老年患者需检查心电图。

(2)严格遵守无菌、无痛、无创、无张力缝合等操作原则。

(3)切口选择简便,隐蔽。

(4)止血彻底,保持术野清晰。

(5)创缘皮肤对合整齐,防止皮下死腔。

(6)麻醉适当,避免过量。

(二) 电离子手术仪治疗

电离子手术仪是利用等离子体火焰使触头与组织间温度瞬间达到 3000℃左右,可迅速将病变组织气化清除,而对正常组织损伤很小。其输出功率连续可调,并设有长火与短火。长火火花较大,作用时间短,可止血。短火穿透力强,火花小,可切割组织。

1. 适应证　寻常疣、尖锐湿疣、色素痣、脂溢性角化病、蜘蛛痣、腋臭、雀斑、睑黄疣及浅表性皮肤肿瘤等皮肤赘生物。

2. 禁忌证　先天性色素痣及有恶变征象的色素痣,病变处有化脓感染,皮肤恶性肿瘤,较大血管瘤,需要做皮肤组织病理检查的皮损。

3. 注意事项

①治疗后创面要保持干燥,避免接触水。

②创面结痂后要注意保护,待其自然脱落,不得强行剥离。

③部分患者创面愈合后会出现色素沉着,3~6 个月后可逐渐消退。

④对于创面较大、较深或面积广泛的皮损,可应用表皮生长因子气雾剂局部喷雾,以促进创面愈合。

(王傲雪)